Wisdom Palace of Health Science Stories

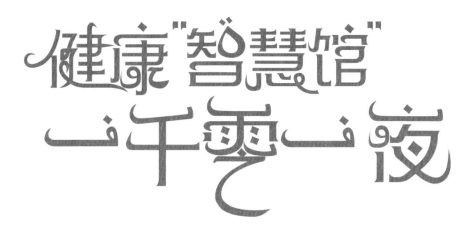

刘 欢　徐雁龙　著

陈 磊 图

中国科学技术大学出版社

内 容 简 介

　　本书书名源自公元9世纪东方文明一座集图书馆、科学院和学术为一体的"智慧馆"，立足《全民科学素质行动规划纲要（2021—2035年）》中提出公民具备科学素质要树立科学思想、掌握基本科学方法、具有应用其分析判断事物和解决实际问题的能力，以问答式启发创新方法围绕健康科学创作启发智慧的科普作品，以科学幽默的语言和图文并茂的方式生动描绘人类健康问题背后的科学奥秘，将科学知识以思维性、立体化的方式生动地呈现给读者，让读者在知识的宫殿中探索健康的智慧，启发自然好奇心与科学思想逐梦未来。

图书在版编目（CIP）数据

健康"智慧馆"：一千零一夜/刘欢，徐雁龙著.—合肥：中国科学技术大学出版社，2024.4
ISBN 978-7-312-05624-6

Ⅰ.健…　Ⅱ.① 刘… ② 徐…　Ⅲ.健康—青少年读物　Ⅳ.R161-49

中国国家版本馆CIP数据核字（2024）第014899号

健康"智慧馆"：一千零一夜
JIANKANG "ZHIHUI GUAN": YIQIAN LING YI YE

出版	中国科学技术大学出版社
	安徽省合肥市金寨路96号，230026
	http://press.ustc.edu.cn
	http://zgkxjsdxcbs.tmall.com
印刷	合肥华苑印刷包装有限公司
发行	中国科学技术大学出版社
开本	710 mm×1000 mm　1/16
印张	10.5
字数	103千
版次	2024年4月第1版
印次	2024年4月第1次印刷
定价	58.00元

作者简介

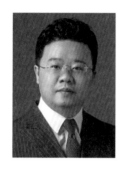

刘 欢

　　中国科学技术大学副教授，中国科普作家协会理事，中华预防医学会生物安全委员会委员，"典赞·科普中国"科普特别人物、"北京最美科技工作者"、"楚天科普人物"、"生命英雄"健康传播大使，代表作《剑与盾之歌：人类对抗病毒的精彩瞬间》《剑与盾之歌：瘟疫与免疫的生命竞技场》等，曾四次荣获全国优秀科普作品奖、三次荣获全国优秀科普视频作品奖、两次荣获中国科学院优秀科普图书奖等。

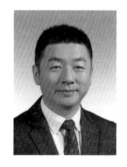

徐雁龙

　　传播学硕士，长期从事科学传播、传媒管理等工作，曾参与创办"科学大院"，参与编创多部科普和科学文化图书。现任职于中国科技出版传媒集团，兼任中国科普作家协会副秘书长。

绘图者简介

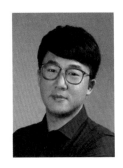

陈 磊

　　插画师，作品多次入选《Nature》《Cell》等国际学术期刊封面，多次负责科普展及科普读物的插画绘制工作，与《中国科学技术大学学报》期刊长期合作。

序

刘欢博士领衔创作的《健康"智慧馆": 一千零一夜》以极富特色的问题引导、返璞归真的科学故事、犀利幽默的语言文字、妙趣横生的插图设计、匠心独具的谜题构思,为读者呈献一座科学普及的华丽宫殿,犹如在夜空绘制一幅健康智慧的璀璨星图。

当我们以为自己对感冒等疾病的知识习以为常,在寻找健康的过程中常常会迷失在概念和术语的迷宫里,一个又一个问题向着我们的大脑屏幕投射而来:人为什么会生病?今天你发烧了吗?什么是群体免疫?这些问题我们是否都知道答案,或者隐藏在知识背后的科学答案一直在等待着被揭开。

好奇心是科学灯塔上的一束光,照亮了人们追求真理的心灵之窗,科普图书尤其是以科学问题为导向的科普作品深受广大读者的喜爱,科学知识普及应该如何更好地走近公众,提问和回答无疑是非常直观和拉进距离的模式,这种模式在科学传播中也有着最为悠久的真实体验。

"好知者不如乐知者",知识的积累无疑是公民素质提升的基础,奇妙的脑洞大开与语言的风趣幽默让人如徜徉于智慧宫殿:蚊子不是个小角色,害怕不害怕?植物打败了僵尸,却悻悻不乐?病毒感染能制造出恐龙或者怪兽吗？阅读带给读者的科学感受真的很快乐。

一本好书让人回味感动，翻开这本书忽然被直击心灵，刹那间回到了"一千零一夜"的流金时空，每一个故事都精心雕琢，每一页阅读都赏心悦目，让阅读回归生活，我和你都值得拥有这座宝藏"智慧馆"。

蓝　柯

武汉大学教授　病毒学国家重点实验室主任

前　言

　　"科技创新、科学普及是实现创新发展的两翼，要把科学普及放在与科技创新同等重要的位置。"习近平总书记这一重要指示精神是新发展阶段科普和科学素质建设高质量发展的根本遵循。国务院印发《全民科学素质行动规划纲要（2021—2035年）》，公民具备科学素质是指崇尚科学精神，树立科学思想，掌握基本科学方法，了解必要科技知识，并具有应用其分析判断事物和解决实际问题的能力。

　　《健康"智慧馆"：一千零一夜》以科学问答的创新形式启发思考，特别重视从生活中的常见问题和困惑为线索，在科学解答的过程中深入浅出，栩栩如生地描绘出一幅幅健康知识的场景，使读者如在科学殿堂中身临其境，开动脑筋打开健康科学的知识宝藏。问题和答案的设置之间具有很好的认知层次感，结构衔接合理，内容相互呼应，令人读来在意犹未尽之时常有心领神会之趣思。

　　本书立足于促进国家公民素质提升，侧重于传授科学方法和启发科学思考，以科学问答形式探索新时代科普创新，面向科学教育，两翼齐飞、逐梦未来。从人类疾病的发生、诊断、预防、治疗过程中的细微之处娓娓道来，将肉眼无法看见的微生物与真实世界的关系生动描绘，清晰解答健康问题背后的科学奥秘，启发读者主动运用科学思维和科学方法分析与思考，将科学知识更为立体化、精准化地呈现，在知识的宫殿中探索生命健康智慧，妙趣横生，相辅相成。让科学知识深入人心，将科学道理传播大众，为科学精神树立旗帜，本书通过健康教育和科学普及，让人们自己来做出科学合理的判断，为健康卫生扫除毒草。

全书侧重于从科学事件中引导读者思考科学思想，从对科学方法的探究中呈现出科学技术的内在因素，从科学家探索未知世界中的科学实践中融入科学精神。健康知识是公民科学素质基准的必答题，也是值得用一生去认识和学习的基础课，"健康是幸福生活最重要的指标。"群体免疫你懂了吗？查流行病要会看地图么？被动物咬止血够不够？病毒案中案如何破解？谜题将在书中一一揭晓。如何理解减毒疫苗、灭活疫苗？重组疫苗与基因工程异军突起？ mRNA 核酸疫苗此情可待？这些问题从健康和疾病的故事中来，一同去"智慧馆"中寻找答案吧！

在遥远古老的大地上曾经伫立着一座宏伟的知识宫殿"智慧馆"。这本书是送给读者的科学童话，但不是一本纯粹的童话故事，而是饱含着深情的科学对话，读来如置身在漫古长夜中繁星点点的璀璨时空，追寻浩瀚无垠的宇宙苍穹。

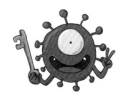

目 录

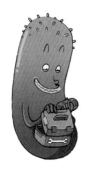

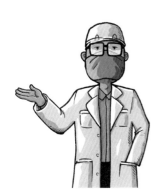

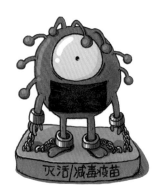

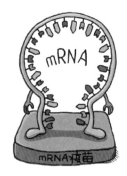

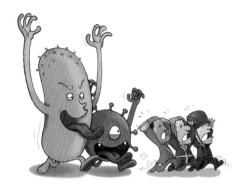

人为什么会生病？

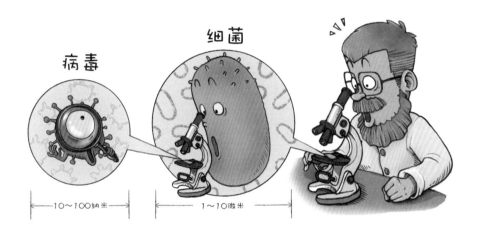

病毒

细菌

├─10～100纳米─┤   ├─1～10微米─┤

　　"人为什么会生病"这个问题一直与人类认识自我的过程
密切相连。在中国的神话中，有专门掌管瘟疫的瘟神，能够防
治瘟疫也能够散播瘟疫，在古代人看来，这是上天对人间善恶
的奖惩，也是精神上的约束与寄托。在西方文化里，人类是因
为受到诱惑偷吃了智慧的苹果，获得了知识和自我意识，因而
走出了伊甸园，从此，开始了受苦受难的日子；还有一种传说，
是一位美女出于好奇心打开了"潘多拉魔盒"，使得瘟疫被释放

到了人类社会,于是,疾病在人间开始蔓延。

这些古代疾病的来源传说,都有一个相似的观点,那就是人类本来是健康的,罹患疾病是周围的环境所致。所以,要想真正认识疾病是什么,人为什么会生病,就要先认识什么是健康。简单地讲,健康就是人体的各个系统具有良好的机能,有较强的活动能力和抵抗疾病能力,广义上讲还包括心理健康和道德健康。

所以,我们需要先认识一下自己,认识一下与身体机能、活动能力和抵抗疾病能力有关的这些默默奉献的建设者们。首先,人类认识自身机能的一个里程碑式的发现就是血液循环。人类的血液并非存在某一个器官或者组织中,也并非在相互隔离的身体空间里面各自运行,而是在全身进行系统性的大循环,以此来提供我们日常所需的营养物质,如水分、氨基酸、维生素、氧气等,维持身体正常的新陈代谢,包括二氧化碳、尿素等物质排出。

血液循环的主要体循环是由心脏、血管和血液组成的人体大循环,血液由左心室搏出以后,进入人体的主动脉,再分散至全身的小动脉,以及分布于组织中的毛细血管,之后进入全身的小静脉,再返回上下腔静脉,回归到右心房。这个过程是体循环的主要路径,我们可以发现血液循环是一个以运动状态维持身体机能的过程。人体是一个有机整体,健康的身体首先就得有良好的运转功能,这是远离疾病的基本条件。

活动能力和抵抗疾病能力又来自哪里呢？人体是一个完整的系统，内部器官和组织之间相互协作，共同实现某些生理功能，比如呼吸、运动、消化、免疫等。例如，人体呼吸系统可以将氧气吸入体内，用以供给营养物质吸收和能量转化，并释放出二氧化碳气体，这样的体内生理活动是体外活动能力的能量源泉。免疫器官和组织构成了人体免疫系统，构成了对抗疾病的防御力量，比如身体里面的白细胞、抗体、干扰素等，它们的主要功能就是消灭和清除坏死或病变的细胞，以及入侵的寄生虫、细菌、病毒等。

如此说来，人的健康并不是一种完美无缺的静止状态，而是一种稳定良好的运动状态，疾病就是破坏了这种良好的运动状态。所以说，生命在于运动，得了疾病不要发愁，应当正确认识疾病，树立健康信心。

2

为什么有病毒性传染病和细菌性传染病？

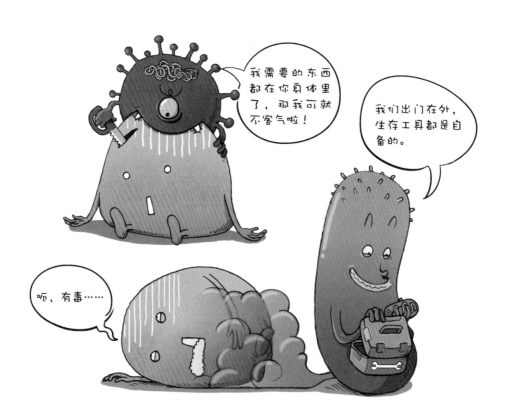

时代在进步,以前大家在一起聊天时,常常谈论"吃过了吗",到后来变成谈论"吃的什么好东西",而现在大家也会谈论"这个细菌好厉害""这个病毒可真不得了"这样的话题了。

细菌和病毒有一个重要的相同之处,就是它们都能引起传染性疾病,也就是人和人之间可以传播的某一种疾病。我们通常比较熟悉的传染性疾病有寄生虫病,比如疟原虫引起的疟疾、血吸虫引起的血吸虫病。其中,细菌性传染病,比如结核杆菌引起的结核病、肺炎球菌引起的肺炎;病毒性传染病,比如乙肝病毒引起的乙型肝炎、冠状病毒引起的呼吸综合征。要弄明白细菌和病毒是如何引起传染性疾病的,那就要先认识一下什么是细菌和病毒。

细菌,是一种单细胞生物体。细菌能够利用环境中的营养和水分,不断地生长,一个变两个、两个变四个、四个变八个……每一个细菌都有自己的一套"生存工具箱",这个工具箱里面有的工具负责提供养料,有的工具负责制造细胞零件,有的工具负责生产能量。细菌细胞的结构一般包括细胞壁、细胞膜、细胞质和细胞核。有一些细菌没有细胞核,被称为原核细菌,比如大肠杆菌、肺炎球菌,还有一些有明显的细胞核结构,被称为真核细菌,比如酵母菌、霉菌。

病毒,差点被生物群除名,原因很简单,病毒没有细胞结构,只能寄生在细胞中才能存活,是一种非典型的生命形态。病毒的结构非常简单,外面一个"壳",里面藏着"寄生工具箱"。

病毒生存的主要目的,就是要找到一个合适的宿主细胞,然后进去用别人家的砖盖自家的房。这些病毒利用宿主细胞的营养和材料,生产出了许许多多的新病毒,于是,越来越多的病毒又跑去拆更多的房。可是,一旦宿主细胞死亡,病毒又必须去寻找活的宿主细胞,这种生存状态可真不值得提倡。

所以,细菌性传染病的致病原因是细菌感染人体后,在体内繁殖生长影响正常细胞,有的还会释放毒素,破坏人体机能,导致人生病,同时,细菌在人群中传播,形成传染性疾病。病毒性传染病的致病原因是病毒感染人体细胞后,复制的病毒又感染新的宿主细胞,并破坏细胞功能,同样使人生病,在人群中通过病毒本身或者被感染细胞传播蔓延疾病。

3

我们看得见细菌和病毒吗？

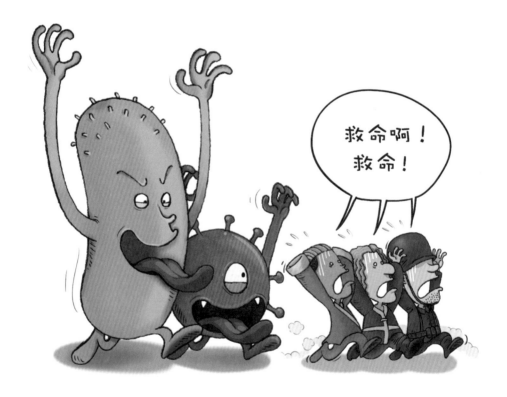

　　微生物的概念，大家常常听说，却很少有人真正目睹过这些肉眼看不见的生命形态。这是因为，大多数的情况下，我们必须借助显微镜，才能捕捉到我们身边这些看似无形的小生

灵。也许，大家还记得在阳光下，利用凸透镜光线聚焦原理，用放大镜点燃一根火柴或者纸片时的兴奋吧。

在17世纪，一位名叫胡克的英国科学家，用自己制作的显微镜观察各种物体。在一次显微镜观察中，他把一块软木切得非常薄，然后用显微镜观察软木的表面，发现肉眼看似非常光滑的切面，在显微镜下面却是一片密密麻麻的。原来，软木的表面是由许许多多凹陷进去的"小室"排列连接在一起组成的。于是，他将这些像蜂巢一样的"小室"称为"cell"，也就是我们今天所说的"细胞"。

胡克在显微镜下面看到的正是死亡的植物细胞壁，在他所处的那个时代，显微镜为人们打开了微观世界的一扇窗。光学显微镜的放大倍数一般可达100倍，细菌的大小一般在1～10微米（1微米＝0.001毫米）。所以，如果将细菌在光学显微镜下放大，就能够达到0.1～1毫米大小，我们的肉眼就可以看到它们了。

细菌的形态主要有球状、杆状和螺旋状，比如金黄色葡萄球菌、链球菌、肺炎球菌。根据球菌的生长状态，链球菌就是由一个个细胞串成一条长链的球菌；葡萄球菌就是像葡萄球一样挤在一起形成的聚团状的球菌，还有单球菌和双球菌等；杆状细菌如大肠杆菌、结核杆菌、枯草芽孢杆菌等，形状像长条的圆柱体，根据形态不同又可分为分枝杆菌、双歧杆菌等；螺旋状细菌呈细长的螺旋状，也有的呈现出弧形和螺旋体状，比如霍乱弧菌、幽门螺杆菌、梅毒螺旋体。有的细菌外面带有鞭毛，可以帮助细菌在环境中运动。

病毒比细菌更小，所以，人类直到20世纪发明了电子显微镜以后，才真正看到了病毒的样貌。病毒的大小一般为10～100纳米（1纳米＝0.001微米），电子显微镜可以将放大倍数提高到光学显微镜的1000倍，所以，借助电子显微镜照片，我们才得以目睹病毒的真面目。病毒的形态主要有球状和杆状，比如球状的流感病毒、杆状的烟草花叶病毒，还有一种病毒叫作噬菌体，它上面顶着一个二十面体结构的大脑袋，下面有许多细长的腿支撑着，形态就像外星人一样。

古代的瘟疫消失了吗？

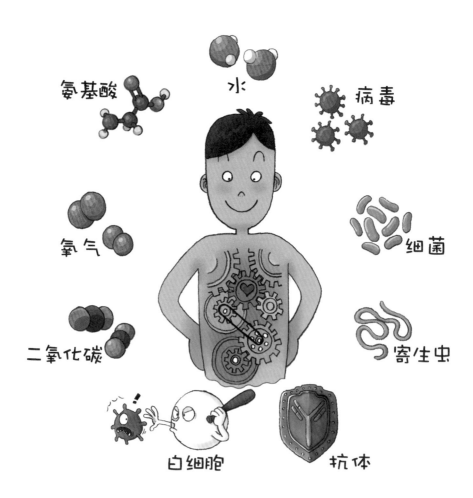

氨基酸

水

病毒

氧气

细菌

二氧化碳

寄生虫

白细胞

抗体

在人类没有认识微生物之前，可怕的传染病常常席卷而来，害人无数之后又悄然溜走。有几次大规模的瘟疫，在历史上有记录并且给人们留下了恐怖阴影，如东汉末年大瘟疫、中世纪欧洲的黑死病、1918年全球大流感等。

东汉末年，中原大地战乱纷纷，百姓流离失所，乱世中瘟疫流行而得不到有效控制，有些地方甚至十户中有九户死于疾病，人口锐减至十分之一。也正是在这个时期，出现了中国古代杰出的中医代表人物张仲景、华佗等人，在他们所著的医学经典中，都有关于瘟疫流行的记载，以及如何医治疫病和健康防护的理论方法。然而，由于年代久远，今天我们很难得知当时造成瘟疫流行的元凶究竟是什么了。

中世纪的欧洲，东西方文明处在剧烈的对抗中，从中亚征战归来的军队，将一场前所未有的大瘟疫从地中海带到了欧洲大陆。携带疾病的老鼠从甲板上偷偷地沿着铰链爬下战船，混进了城市的人群中。很快，就有人开始感染疾病，整个欧洲大陆都笼罩在恐惧中，这一次大范围的流行病被称为"黑死病"，在五六年间，欧洲人口锐减三分之一。根据当时瘟疫暴发的记录，可以推测出当时造成大瘟疫的元凶应该是鼠疫杆菌。

当1918年来临时，许多国家正陷入一场空前的世界大战，在炮火连天的日子里，一场疾病并未引起全球关注。然而，当战火的硝烟逐渐散去，人们才发现真正的可怕敌人，已经无情地夺去了五千万人的生命，甚至有人推测由于当时的数据统计不全等原因,真实的死亡人数可能达到一亿。而直到十多年以后,人们才发现第一次世界大战期间暴发的大流感,竟然是一种可以快速传播并致病的神秘刺客——流感病毒。

　　人类在19世纪才开始认识到,细菌和病毒会导致传染性疾病,在此之前,许多可怕的传染性疾病都被统称为瘟疫。与前人相比,我们已经认识到引起传染性疾病的原因,并探索发现了对抗细菌和病毒的技术方法。于是,我们不再将它们统称为瘟疫,而是更深入地研究对策,从而战胜它们。

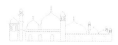

5

今天你发烧了吗？

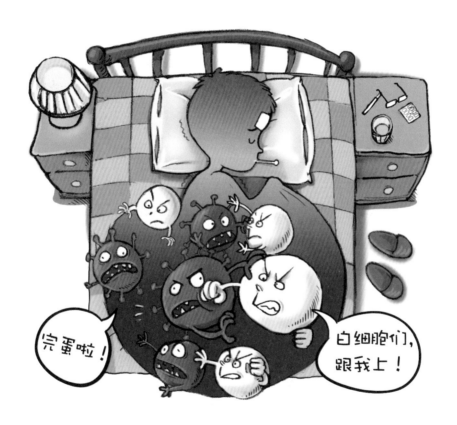

当清晨的第一缕阳光照进森林时，一只青蛙爬上了池塘里的岩石，不久，一条鳄鱼也在岸边缓缓移动，它漫不经心地望了

青蛙一眼,似乎并没有马上要扑上去的意思,青蛙也好像并不担心自己的安危,继续趴在岩石上晒太阳。这一幕或许让人疑惑不解,鳄鱼和青蛙此刻为何能和平相处?原因竟然是它们都是冷血动物,低温的身体需要温暖的太阳光照射,才能够恢复正常的活动。

冷血动物的体温不能维持恒定,所以它们又称为变温动物,比如鳄鱼、乌龟和鱼类。当冬天温度降低,它们就要躲进洞穴冬眠,避免消耗身体能量,或者游向温暖的水域;生活在沙漠中的蜥蜴、响尾蛇等,为了躲避白天烈日的炙烤和沙漠的高温,则将自己埋藏在地表之下,以防体温过高导致机体损伤。人类和大多数哺乳动物、鸟类都是恒温动物,能够将自身的体温维持在相对恒定的温度,对于人类来说,这个温度约是37℃;对于鸟类而言,则更高一些,大约是42℃,这个体温能够更好地保障鸟类飞翔时所消耗的能量供给。

人类维持37℃的正常体温,可以使得体内代谢稳定在一个高效水平,可是,一旦温度超过这个数值,比如38℃,甚至42℃,就是我们通常所说的发烧。为什么会出现发烧这种现象?主要是因为我们体内的热量增加、散热减少,这就意味着正常的身体机能出现问题,表现出一种疾病状态的征兆。

在生活中,引起发烧比较常见的原因有细菌和病毒感染,这时身体里的免疫系统发挥作用,试图将细菌和病毒从体内清除出去。而这个对抗的过程中,身体里面会产生比普通情况下更强烈的免疫反应,与细菌和病毒展开剧烈的争斗,身体的温度随之升高。而体温的升高,客观上能够降低细菌和病毒的活性,增强体内免疫反应的功效。但是,过高的体温会破坏人体生理平衡,对身体造成严重的损伤,所以,如果发生了持续高烧现象,就要及时去医院诊治。

如此说来,发烧其实是我们身体的一种应激反应,它提示我们此刻体内免疫系统可能正在与疾病斗争,或许也能给我们传递一个信息,那就是提醒我们要锻炼身体,提高免疫力,让我们在对抗细菌和病毒时,能够更高效地战胜它们,不要发生太剧烈的对抗,这样的话我们就能少发烧,保持健康的体魄。

医院里不由分说的血液检查为哪般？

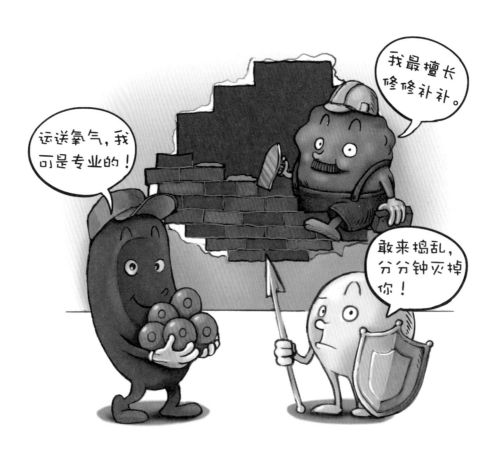

"检验科查血",对于去门诊看病的朋友们来说,这一项检查几乎是大家熟知的看病流程之一,不到一小时,就会拿到一张表格形式的血液检验报告单,普通人凭借单子上"↑""↓"的符号,大概也能猜到各项指标是否正常,或者有多少项不太正常,偏离正常范围程度有多少,然后,手拿着单子怀着忐忑的心情去医生诊室就诊。

通过认识血液循环,我们知道了人体血液遍布全身,这些在我们体内流淌着的红色液体,承载着机体的营养运输、气体交换、物质代谢、免疫保护等多项任务。因此,由血液检查可以推测身体的整体概况,见微知著,并为更进一步的疾病诊断提供依据。下面,让我们一起来探索这些数字背后的细胞家族吧。

红细胞,是一种中间凹陷的饼状细胞,其中富含血红蛋白,所以我们的血液呈红色。红细胞的重要功能是气体交换,输入氧气、输出二氧化碳。这种细胞没有细胞核,从细胞结构成因推测,可能对提高气体输送效率更为有利。如果出现了红细胞数比例上升,可能是因为脱水使得红细胞浓度升高,或者身体供氧不足而使红细胞数量增加。

白细胞,是一种球状的有细胞核的无色细胞,这类细胞与我们身体对抗疾病的能力密切相关,白细胞数比例升高可能是急性感染所引起的,比例降低可能是病毒感染或接触辐射等所导致的。白细胞通常可以分为粒细胞、单核细胞和淋巴细胞,不同种类的白细胞数比例升高或降低的情况，可以给我们进一步的提示：中性粒细胞数比例升高，提示机体可能发生了细菌感染；嗜酸性粒细胞数比例升高，提示身体可能发生了荨麻疹或哮喘等过敏性反应疾病；单核细胞数比例升高，可能也与细菌或病毒感染有关；淋巴细胞数比例升高，提示可能发生了病毒感染，而细胞数比例降低，提示机体可能会出现免疫缺陷，因为某些病毒感染会破坏免疫细胞。

血小板，是从巨核细胞上脱落下来的小块，这些小块虽然大小不一，成群地散落在血液循环系统中，却有着不可忽视的作用。血液在血管中流淌，当身体受伤或者血管受损时，这些小块就聚集在破损处，发挥凝血、止血和修补伤口的作用，所以，血小板数比例下降会引起组织内或伤口出血症状。

这些血液细胞指标并非独立存在，在血液检查后诊断疾病时，还需要结合多项指标综合考量，并根据疾病症状来分析，或者在此基础上进一步检查确认，毕竟，"知己知彼"才能"有的放矢"。

7

为什么吃不吃抗生素一定要
医生说了才算?

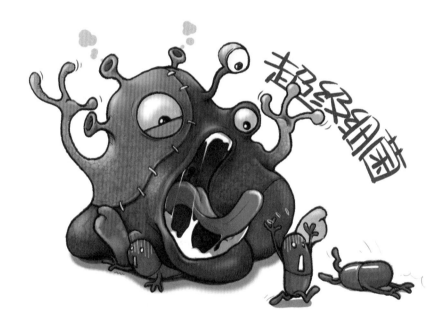

　　抗生素是一类具有抗菌功能的药物统称,可以由微生物代谢产生或者人工合成。也许你听到这个概念时会觉得挺陌生,其实,这类药物在我们日常生活中很常见。其中比较有代表性的有青霉素、红霉素、链霉素、头孢菌素等，这些药物常常出现在抗菌治疗的清单中，它们都属于抗生素类药物。

20世纪30年代，英国科学家弗莱明在一次细菌实验过程中，发现金黄色葡萄球菌的生长会被另一种霉菌抑制，而这种霉菌正是青霉菌，经过研究发现，青霉菌的一种代谢产物青霉素，具有很好的抗菌功效。随后，科学家将青霉素抗菌的发现，用于治疗临床的细菌感染并获得成功，且在第二次世界大战中挽救了大量受伤士兵的生命。

随后，科学家又陆续发现了链霉素等其他抗生素，抗生素类药物逐渐成为人们治疗细菌感染的不二之选。为什么抗生素类药物能够如此受青睐？我们就以青霉素为例，介绍一下抗生素的独门绝技。

任何一种合格的药物，都必须满足两个基本条件，一个是对症，另一个就是安全。青霉素之所以能够抑制细菌生长，是因为它能够破坏细菌的细胞壁。细菌是细胞的一种，细胞结构通常包括细胞质、细胞膜、细胞壁；人和动物的细胞结构具有细胞质（细胞核）、细胞膜，却没有细胞壁。一经对比，我们就能知道，青霉素破坏细菌的细胞壁，能够抑制细菌生长，又不会对人体细胞造成伤害，所以成为人类抗菌的利器。

随着抗生素的推广应用，人们开始滥用抗生素，不仅仅用于治疗人类疾病，而且将其投放到养殖业和畜牧业中，如此一来，细菌虽暂时被遏制，却在充满抗生素的环境中变异，产生了对抗生素的耐药性,变成"无视"抗生素的"超级细菌"。

　　因此,一方面,我们要限制抗生素在自然环境中的滥用;另一方面,人们在应对细菌感染时,不能随意服用抗生素类药物,而应该遵循医嘱、对症吃药,才能很好地治疗疾病,并且限制滥用药物出现的细菌耐药性。

新发突发传染病为什么可怕？

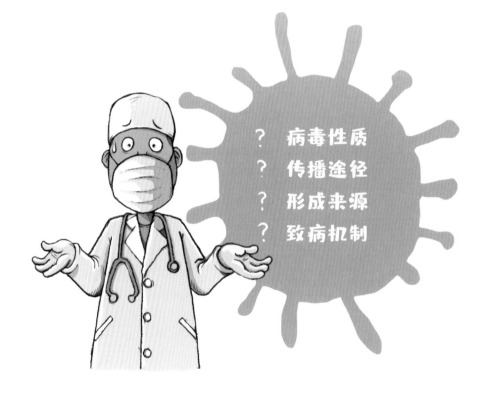

病毒性质
传播途径
形成来源
致病机制

　　新发突发传染病是指原来没有发生过或者发生过又突然暴发的传染性疾病，目前没有对时间进行明确规定，有人将其定义为30年以内。仅仅是人类进入21世纪以来，就陆续发生了多次新发突发传染病疫情。

2002～2003年，我国暴发了严重急性呼吸综合征（SARS）疫情，该疾病由SARS-CoV引起，并蔓延到东南亚至全球，这是冠状病毒第一次在人类中引起大流行。2012年，在沙特阿拉伯陆续出现了中东呼吸综合征（MERS）病患，这又是一次由冠状病毒引起的传染性疾病，病原体是MERS-CoV；2015年，韩国由于输入病例感染而暴发了MERS疫情，中国立即采取了防控措施，将MERS蔓延有效控制在萌芽状态。2019年末，新型冠状病毒肺炎（COVID-19）疫情暴发，目前全球疫情仍在继续，引起这次传染性疾病的病毒被称为SARS-CoV-2。

2013年，在中国长江三角洲地区发现了一种新型流感病毒——H7N9亚型，这种新型流感病毒由禽类流感病毒基因重配形成，不仅具有感染禽类宿主的能力，也能够感染人类宿主。因此，及时救治感染者和关闭活禽市场，切断病毒可能传染源，使得这次疫情得到了有效控制。从2014年开始，非洲大陆暴发埃博拉疫情，这是一种极其危险的烈性传染性疾病，死亡率非常高。引起这种疾病的病原是埃博拉病毒，1976年，这种病毒在非洲埃博拉河畔的村庄被发现，并在当地及附近引起了传染性疾病。这次暴发的疫情引起了全球高度关注，中国也派遣了国际医疗队赴非援助，共同对抗全人类的敌人。

这些新发突发传染病常常由新型病毒或病原体引起，而人们对于病毒性质、传播途径、形成来源、致病机制等方面几乎一无所知,只有掌握这些重要的科学依据,才能有针对性地遏制疾病蔓延。由于对疾病的认识需要科学研究和时间验证,所以,相对已知疾病来说,新发突发传染病未知因素更多,防控难度也更大。

9

能否彻底消灭传染病？

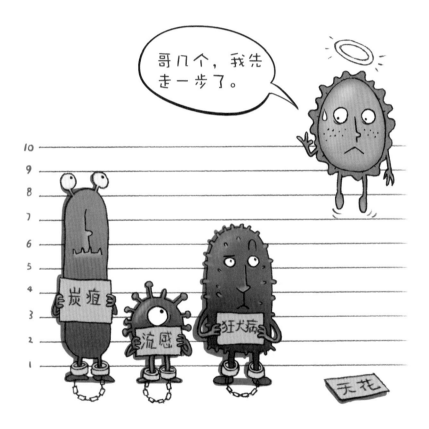

我们知道引起传染病的是致病微生物,引起传染病的是致

病的微生物。那么,针对人类能否消灭传染病这个问题,我们就要关注"消灭"和"传染病"这两个关键词。从公共卫生的定义上讲,消灭某种传染病指的是不再发生该种传染病,并在全球范围内不再传播。这个定义并没有指出致病微生物完全消失,因为这仅存于理论之中,重点是该疾病不再发生和传播。

我们大家所了解的一些传染病,例如流感、狂犬症、炭疽病等,有没有办法可以彻底消灭它们呢?以下举例说明一下。

流感病毒变异性非常强,能够演化出感染人类宿主的多种亚型,当人体虚弱的时候,它们就趁虚而入,而且可以在空气中传播。另外,它们还可以寄宿在禽类和猪等动物体内,在某个时机跨种传播到人身上。

狂犬病是由狂犬病毒引起的一种传染病,人被病犬咬伤以后,狂犬病毒就沿着伤口入侵人体。由于一些动物体内能够携带狂犬病毒,所以,仅仅通过人际间的防控,无法消灭这种传染病。

炭疽病由炭疽杆菌引起,这些细菌本来就广泛分布于自然界中,即使没有人类宿主,在合适的环境中也能生存。而且它们在生存条件恶劣时,能够变成炭疽孢子形态,长时间处于"休眠"状态,一旦找到合适的感染对象,恢复正常细菌形态,就会导致牛羊动物炭疽病或人炭疽病。

那么,历史上究竟有没有过传染病被彻底消灭的案例呢?的的确确有这样伟大的功绩,那就是人类消灭了天花。天花是由天花病毒引起的烈性传染病，不仅传播快而且死亡率高。20世纪下半叶，全世界发起了消灭天花的公共卫生运动，1980年，世界卫生组织正式宣布在全球消灭了天花。

这一里程碑式的胜利，主要得益于以下 5 个要素：天花只能感染人类，无法通过动物传播；人类患过一次天花就可以终身免疫；牛痘接种能够有效预防天花；全球计划免疫的实施；只有天花病人出现症状时才具有传染性，传染源易于被辨认和隔离。

10

肺炎，你熟悉吗？

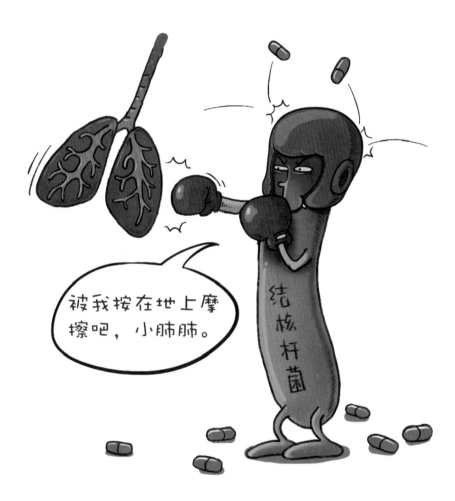

肺炎是儿童易患疾病，也是经常加班熬夜的成年人身体虚弱时的常客。肺是人体的呼吸器官，无时无刻不在与外界进行气体交换，因此，也是各类传染性疾病经常光顾的人体器官，在诊治肺炎病患时，有一项重要的检查——结核杆菌检测。

结核杆菌这个异常凶猛的敌人，直到今天，仍然是人类健康面临的重大威胁之一。结核杆菌是引起结核病的病原微生物。人类在认识微生物以前，很早就认识了结核病。结核病是一种慢性传染病，可以在人与人之间通过呼吸空气传播，主要感染人体肺部，因此这种疾病也称为肺结核，也可以感染全身其他器官。

在疫苗和抗生素被发明以前，几乎没有什么能够将结核病阻挡，无数人因结核病慢慢走向死亡，被人们称为"白色瘟疫"。当人们认识到结核杆菌是结核病的元凶时，开始思考如何能够预防结核病。20世纪初，科学家卡尔梅特和介兰从牛身上分离出结核杆菌，在人工条件下进行培养，经过长达13年的传代培养，终于获得了毒性减弱的结核杆菌。他们将减毒的结核杆菌制成了疫苗，对儿童进行免疫接种并获得成功，有效地预防了儿童结核病感染。为纪念他们研制疫苗的贡献，将这种疫苗以他们的名字命名为"卡介苗"。时至今日，我国新生儿疫苗接种的第一针就是卡介苗。

既然如此，为何结核病依然存在呢？这是由于卡介苗的主要功效是预防儿童结核病。直到20世纪中后期，链霉素、异烟肼、利福平等抗生素的出现,使得结核杆菌被抑制,结核病患者治疗出现了转机。然而,结核杆菌非常狡猾,慢慢对抗生素产生了耐药性,甚至产生了多重药物耐药性,给结核病患者的治疗带了新的挑战,这场对抗结核病的战斗至今仍在继续。

对于普通的肺炎患者,一般在检查肺部细菌感染后,有针对性地使用抗生素进行治疗,并辅助性地用药使身体恢复抵抗力,经过一段时间的治疗和调养,病人就可以康复出院了。尽管如此,肺炎的病情发展通常会经历上、下呼吸道感染,支气管炎,肺炎的过程,如果能早发现、早治疗,就把它当作一次来去匆匆的感冒吧。

11

提起感冒,想起冬天了吗?

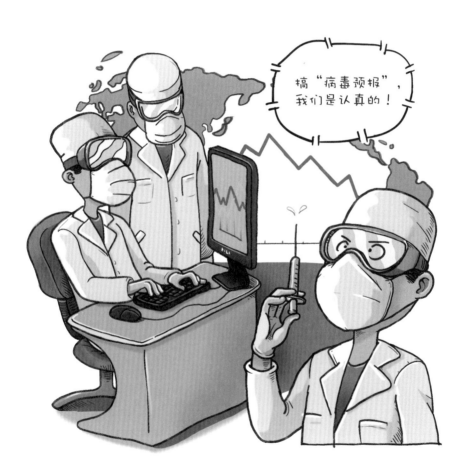

在一千年前的宋代，太学生都要留宿值班，值班者大多以身体不适为由请假。有一位太学生陈鹄别出心裁，在写病假条的时候发明了新词——感风簿，意思就是感到风邪入侵而身体的请假条。这个词在清朝又被发扬光大，官员们请假不上朝，也将其作为一个理由，不过换了一个说法——感冒，意思就是身体感染风寒，不适的症状已经冒出头了。

如此说来，感冒其实是对身体不适的一种统称，而引起感冒的原因有很多，主要是病原微生物感染。常见引起感冒的病原体有鼻病毒、冠状病毒、流感病毒等。在冬春季节，寒冷天气容易使人着凉，这就为病毒入侵人体提供了机会。通常情况下，人体可以通过自身免疫力对抗感冒病毒，症状较轻者一周左右就能痊愈。

但是也有例外，流感病毒就是一个不走寻常路的存在。病毒具有容易变异的特点，使得病毒特性不易被确认，包括传播能力、致病性、宿主适应性等。而正是因为如此，世界卫生组织构建了覆盖全球的网络实验室和监测点，共享各地区流感病毒流行的数据信息，各国协同合作防控流感流行。基于对这些数据信息的分析，每年发布两次下一个流感季节可能流行的流感病毒株，如甲型流感病毒H1N1亚型、H3N2亚型，乙型流感病毒维多利亚系、山形系，流感疫苗生产企业就会根据这个预测的流感病毒株生产该季的流感疫苗。为什么是分两次发布呢？因为南北半球的冬季刚好是相反的时间，所以，流感疫苗也就需要分别做两次预测。

流感病毒引起的感冒如果比较严重，就会发展成肺炎症状，与这种情况类似的冠状病毒感染也是如此。在这种情况下，医院就要根据患者的病情进行科学诊疗：一方面，通过抗病毒药物抑制病毒感染，还要考虑可能的细菌混合感染治疗；另一方面，针对患者出现的疾病症状开展对症治疗，尽可能恢复正常生理指标，巩固人体自身的抵抗力。对付狡猾的敌人，防患于未然是上策，积极接种流感疫苗预防流感，大家好才是真的好。

12

夏天到了,病毒会不会"抹防晒霜"?

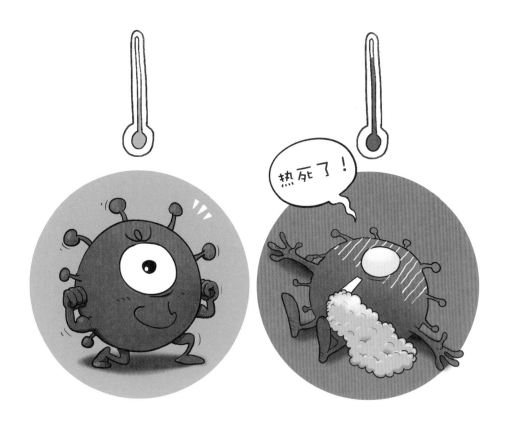

夏日炎炎,给自己涂上防晒霜可是一名美少女的必备技

能,难不成病毒也有"防晒装备"吗？冬春两季是感冒高发的季节,难不成夏天病毒就都荡然无存了吗？带着这个疑问,我们来刨根问底一番。

病毒是寄宿在细胞中的一种生命,以人类宿主为例,人的正常体温是37℃,这也是病毒在人体中适宜生长的温度。冬季温度比较低,病毒在自然环境中虽不活跃,但人类宿主容易着凉虚弱;夏季温度升高,人类是恒温动物,可以调节身体机能适应高温,而对形态结构非常简单的病毒而言,夏天高温天气真是一个挑战!

许多人类病毒由很薄的膜蛋白包裹着核酸物质构成,一般呈球状,球体中间的核酸为DNA或者RNA,是病毒遗传信息的载体。构成球体外壳是膜蛋白,是由相似性质的蛋白质折叠形成的球体,这些膜蛋白是具有特殊结构和功能的生物分子,必须在一定条件下才能维持生物活性,条件之一就是适宜的温度。

自古以来,中国人就对美食情有独钟,食材的选择更是考究,选择食材首先要考虑的就是新鲜程度。大家都知道肉坏了不能吃、菜馊了要倒掉,这是什么原因呢？因为食物中的蛋白质变性了,不再是原来的"好"蛋白,变成了"坏"蛋白。当我们去深究蛋白质是如何变"坏"的时候,就会发现蛋白质结构被破坏,已经不具有生物活性,或者改变了原有的生物活性。

这个道理也适用于病毒,核酸物质外面包裹的球状膜蛋白,在高温条件下被破坏或丧失活性,病毒就失去了生命的"基本材料",这就是病毒在高温下不易存活的原因。不过,由于温度和环境差异,并不是所有的病毒都直接曝露在烈日下。试想一下,高温天气里在鸡蛋都能马上煎熟的柏油路面上,别说是病毒了,你敢不敢大摇大摆地光脚上去走一趟?

13

抗生素为什么不能抗病毒?

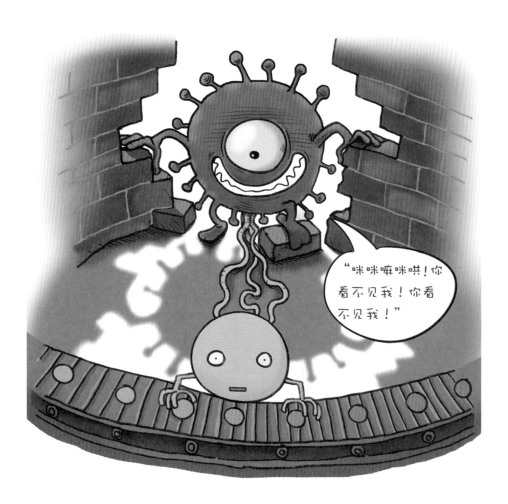

抗生素曾称抗菌素,病毒又不是细菌,所以抗生素不能抗病毒。但是呢,要弄明白抗生素不能抗病毒的原因,就得回归到病毒的生命本质。病毒结构包含了3个重要元素——膜蛋白、核酸、酶。膜蛋白构成了病毒颗粒外膜,核酸和酶被包裹在病毒颗粒中心。

当一个病毒颗粒遇见宿主细胞的时候,第一件事就是想办法进入细胞,可是细胞也是一个封闭的结构,病毒就利用包膜蛋白与细胞膜蛋白相互结合,使得细胞膜打开一个口子,病毒球体里面的核酸与酶就进入细胞里面。这个时候病毒的核酸就开始指挥细胞,大量生产新的病毒颗粒所需元件,生产材料都由细胞来提供,病毒却派了酶去监督生产。当组装病毒颗粒的元件都准备完毕时,再顺手从细胞膜上偷走膜蛋白,一个个组装好的病毒粒子从细胞中释放出去,继续寻找感染下一个宿主细胞。

抗病毒药物的设计,就是针对阻断病毒从进入细胞到释放出细胞的生命链条。在病毒进入细胞时,可以设计抑制病毒进入细胞的药物,与病毒膜蛋白或者宿主细胞膜蛋白结合,抑制病毒进入宿主细胞,这类抗病毒药物被称为进入抑制剂。当病毒进入细胞后,病毒酶监督细胞生产病毒元件,可以设计抑制病毒酶活性的药物,让病毒元件的生产过程受阻,这类抗病毒药物被称为酶抑制剂。病毒从细胞中释放时,需要裹上一层细胞膜,成为具有感染性的病毒颗粒,可以设计抑制病毒颗粒释放的药物,这类抗病毒药物被称为释放抑制剂。

　　例如,在抗艾滋病病毒药物中,有病毒进入抑制剂、逆转录酶抑制剂、蛋白酶抑制剂、整合酶抑制剂等;在抗流感病毒药物中,有病毒释放抑制剂等。不同的病毒会有不同的病毒特征,它们的病毒膜蛋白、核酸、酶也会不同,正是因为人类掌握了病毒的精细结构,才能设计研发出有效的抗病毒药物。

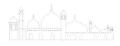

14

这一张旧船票能否登上你的客船?

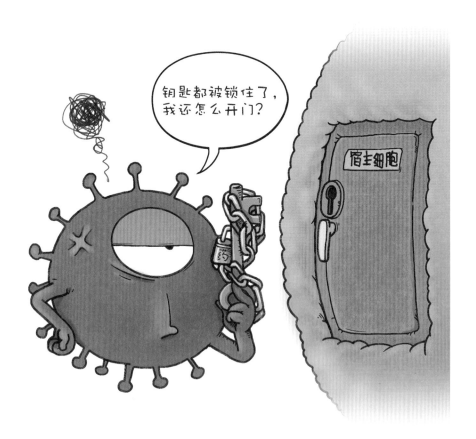

　　年年岁岁花相似，难道一种抗病毒药物只能抗一种病毒吗？想必大家稍动脑筋也就能猜到谜底了。一种抗某病毒的药物，其实也是可以用来抗另一种病毒的，用一个通俗的说法来说叫作"老药新用"。

　　这可真是一条捷径！不错，这可不是药物滥用，而是能拿出科学依据来。我们知道设计抗病毒药物，需要掌握病毒的精细结构，那么，这些精密的病毒结构如何形成，抗病毒药物又是怎样被设计出来的，就要从病毒元件的材料说起了。

　　蛋白质是行使生命功能的基础物质，一切生命活动都离不开蛋白质。蛋白质水解后的基本单元是氨基酸，自然界存在的氨基酸有300多种，构成蛋白质的基本氨基酸通常有20种，通过不同的排列组合，形成结构不同的蛋白质。

　　两个或两个以上氨基酸通过肽键连接形成的聚合物，称为肽链，按照组成氨基酸的数目称为二肽、三肽、五肽等，这种按照氨基酸排列序列的多肽，就是蛋白质的一级结构。由于自身固有性质，这些氨基酸不是排列成一条直线，而是按照一定的规律形成α-螺旋或者β-折叠，这是蛋白质的二级结构。这些α-螺旋结构或者β-折叠结构，相互之间的交叠具有一定的空间构象，形成蛋白质的三级结构。蛋白质三级结构以多聚体的形式，排列组成相对稳定的生物大分子基团，成为蛋白质的四级结构。

　　如此精密而复杂的蛋白质结构，决定了蛋白质特定的生物学功能,病毒蛋白质包括膜蛋白、酶等,就是药物作用的目标靶点。抗病毒药物的分子结构,正是基于病毒蛋白质特殊结构设计,犹如微观空间中的"钥匙"和"锁"。一旦病毒蛋白质的"钥匙"被药物"锁"住,就无法打开宿主细胞的"锁"。

病毒可以经常变异,但是毕竟不能变种,一类病毒常常有许多种,一种病毒又包含一个大家族,里面可能还有分组分型,以及分支的亚型。这就存在一种可能,针对某个病毒设计的蛋白质靶点,与其同类病毒之间具有结构相似性,所以,也便成就了抗病毒药物的"老药新用"。

然而,这是一个小概率事件,设想一下:抗病毒药物越有针对性,药物设计的分子结构就越特殊,抗病毒功效广谱性就越窄;反之亦然。噫吁嚱,月落乌啼总是千年的风霜,今天的你我还是要书写自己的故事。

15

疫苗是什么？

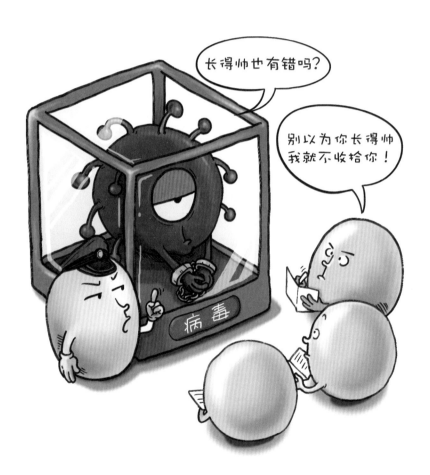

接种疫苗这件事情,可以说是人类防控传染病的一项"金手指"技能,如流感疫苗接种一次,对抗流感病毒的有效期为一年;乙肝疫苗接种一次,对抗乙肝病毒的有效期为五至十年不等;麻疹疫苗接种一次,可保对麻疹病毒终身免疫。

疫苗接种的主要作用是防患于未然,药物的作用则是在生病之后进行对症治疗。传染性疾病常常通过病原微生物在人群中传播,应对疫情不仅要治疗被感染的患者,还要隔离未被感染者;如果人群接种了疫苗,不仅能够在传染病发生后,使未感染者得到保护,还能够在传染病未发生时,消除疾病传播的潜在风险。

检测一种疫苗接种后是否有效的重要指标,就是血液中的中和抗体水平。以病毒疫苗为例,抗体是一种能够与病毒表面抗原结合的蛋白质,能够专门识别病毒并与之结合,使病毒被"中和"而失去活性,并随之被免疫系统清除掉。产生抗体的免疫细胞,便是基于疫苗所呈现出的生物信号,生产出与病毒结合的抗体。

问题就又来了,免疫细胞是如何得知疫苗信号,又是如何与病毒关联起来的呢?疫苗的本质,其实就是病毒的一种,或者是病毒的组分;但是,虽然疫苗与活病毒外形样貌一致,但疫苗毒性被减弱或者无感染性。这样一来,人体的免疫细胞就提前得到了训练,记住了病毒的模样并储备了抗体,活病毒一旦出现,抗体随着全身血液循环巡逻,便可以立即做出反应"中和"病毒。

　　传统经典疫苗一般有减毒疫苗和灭活疫苗,减毒疫苗通常是将病原微生物的毒性降低,如狂犬病疫苗、卡介苗、麻疹疫苗;灭活疫苗则是使病原微生物丧失活性,如百白破混合疫苗、流感疫苗。此外,还有新型疫苗,如亚单位疫苗,通过基因工程获取病原微生物的活性成分,如乙肝疫苗的组分就是乙肝病毒表面抗原。病毒样颗粒疫苗,也是利用现代生物技术,构建不含核酸无法复制的病毒颗粒,称为病毒样颗粒,如人乳头瘤病毒疫苗。

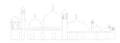

16

什么是群体免疫？

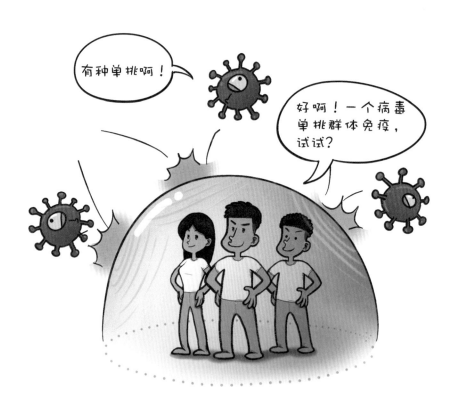

　　法罗群岛位于冰岛、挪威和英国之间的大西洋，属于丹麦的海外自治领地，这片海岛与世隔离，周围四处都是茫茫大海。1846年，岛上突然暴发了麻疹疫情，丹麦政府派遣医生帕纳登

岛调查,他基于调查结果发表了《1846年法罗群岛麻疹流行期间的观察》。

在这一次调查过程中,帕纳发现了麻疹流行的源头,是一名木匠乘船来到岛上,当时他已经感染了麻疹,于是将这种疾病传染给了岛上的居民。不到3个月时间,全岛几千居民几乎全部感染了麻疹,最终导致100多人死亡。在此之前,1781年,岛上也发生过一次麻疹疫情,在那次疫情之后直到1846年,整整65年时间,岛上从未发生过一起麻疹感染病例。

这次经典的流行病调查,提供了一种在相对封闭环境中人类群体免疫的现实证据。通过调查结果我们发现,在一个隔离环境中,传染病在人群中很快传播;而疫情发生以后,时隔65年未发生疫情,是由于麻疹患者康复后,能够获得终身免疫能力,当这部分人在群体中占的比例较高,甚至是达到全覆盖时,就能实现群体免疫效果。

在流行病毒学中,为表征一种传染病的传播率,常常会见到一个数值,即R_0。R_0值表示在未接种疫苗的情况下,一个患者会传染的平均人数。如果R_0值小于1,这种传染病可能会自然消失;如果R_0值大于1,这种传染病可能在人群中流行。R_0值越大,疾病传播率越高。

与R_0值直接相关的另一个概念是群体免疫力,即H值,群体免疫力阈值的计算方法是$H=1-1/R_0$。举个例子,如果某种传染性疾病的$R_0=20$,简单地讲,就是平均一个人能传染20

个人,已经是很高的传染率了,那么群体免疫力阈值 $H=1-1/20=0.95$,也就是说,只有当人群中有 95% 以上的人获得了传染病免疫力,才能够控制传染病流行。从这个角度来讲,群体免疫并不是一种传染病防控的方案,而是一种传染病防控的效果。

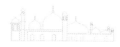

17

一个合格的疫苗
要多少年才能"毕业"？

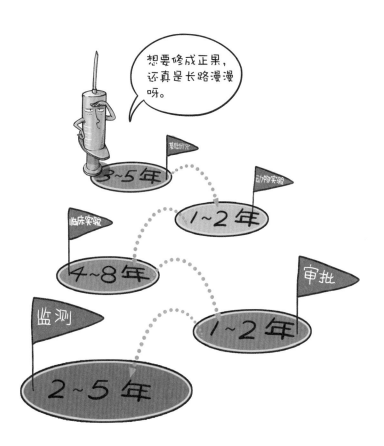

接种疫苗，一直被认为是预防和控制传染病的最佳策略，接种疫苗不仅能使个人获得保护，而且能在人群中形成群体免疫。一个品质有保障的合格疫苗，要经历哪些考验和怎样的历程呢？我们现在已经拥有了许多可靠的疫苗产品，这些疫苗的成功应用都不是一朝一夕之功，有些疫苗甚至升级换代多次，有些疫苗也曾屡败屡战而不坠青云之志。

合格的疫苗至少要具备两个基本条件——有效性和安全性：有效性是指能够有效地预防疾病，安全性是指对人体健康的安全保障。开发一种新型传染病的疫苗，首先要确定引起传染病的病原，比如一种新型病毒，选择如何设计疫苗，就要首先弄清楚病毒的基础问题，如病毒类型和性质、重要蛋白结构和功能、宿主细胞应答、小型动物试验等，这些基础研究主要在实验室进行，需要3~5年时间来完成。

在实验室阶段的研究被证实有效以后，就要进行候选疫苗在动物体内的测试，通常会选择与人类亲近的动物作为实验对象，既是基于对疫苗安全性的考虑，也是验证疫苗有效性的重要依据，这些研究需要在专业的实验动物设施中开展，需要1~2年时间。

如果在动物实验中获得较好效果，下一步就要进入临床试验阶段，这一阶段的试验对象是受试志愿者，因此，从试验设计到试验过程、结果都必须严格遵循相关法律法规和临床规范。这个试验阶段是在人体中检验疫苗的最关键环节，所有的试验结果和数据,经过专业标准评估以后,将成为疫苗是否合格的考试成绩单。临床试验的过程包括一期临床阶段、二期临床阶段和三期临床阶段,需要4~8年的时间。

　　成绩不合格的疫苗,或将继续改进;成绩合格的疫苗,就可以进入资料整理和审批阶段,需要1~2年的时间。疫苗量产上市以后,仍需在人群中监测疫苗实际效果,这一过程需要2~5年或者更长时间。因此,一种疫苗要经历十几年的时间,才能成长为一个合格的产品,然后继续接受大众的考验;也正是因为经受了严格的考验,才能放心地为人类健康保驾护航。

18

疫苗有毒你敢信吗？

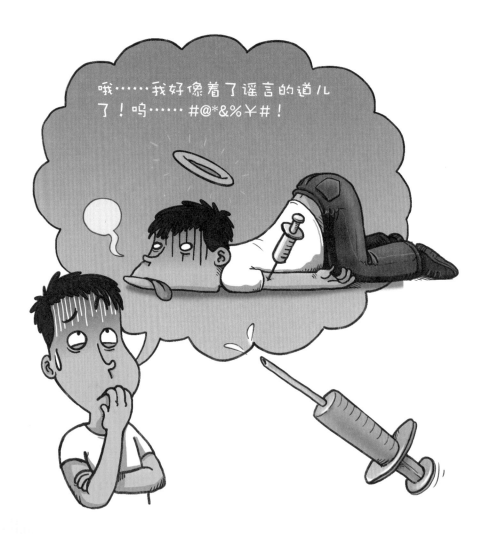

　　谣言止于智者。听说过蝎子有毒、吃野蘑菇中毒、武林高手的飞镖有毒，连疫苗也被传出有毒了，不禁令人闻之虎躯一震。究竟这种传言是不是真的？让我们联系国内外发生的两个事件看看是怎么回事。

　　一个是中国山东非法疫苗案，疫苗未经严格冷链运输和储藏，导致疫苗失效和安全隐患。由此，又引发了对疫苗生产企业的质量检查，发现疫苗存在生产质量问题。于是乎，一种"疫苗有毒"的谣言诞生了。

　　如果我们从事件本身去仔细思考，会发现这个"疫苗有毒"的谣言与山东非法疫苗案的发生有关。疫苗本身的质量没有问题，但是疫苗在运输和储藏环节的管理有问题；生产疫苗的标准没有问题，但是疫苗生产企业在生产过程中的质量控制有问题。

　　即便如此，未经严格冷链运输、储藏的疫苗和存在质量问题的疫苗有没有毒呢？首先，疫苗的功效肯定受影响，甚或失去功效；其次，由于疫苗的成分主要是蛋白质，如果蛋白质活性降低或变性，通常会引起接种人的不适，但转变成毒素的概率是很低的。

　　另一个是美国疫苗犹豫事件，美国某些地区忽然发生了麻疹疫情，这种传染病在美国本已被消灭，却又死灰复燃，这类情况在日本和欧洲国家也有发生。调查发现，发生麻疹疫情地区的居民，对接种疫苗持怀疑态度，认为接种疫苗会损害身体健康,甚至会导致残疾。奈何之,另一个"疫苗有毒"的谣言也诞生了。

"疫苗犹豫"的原因主要有以下3个方面:其一,不实言论和虚假谣言,致使人们被迷惑,引起恐慌和害怕,非理智拒绝接种疫苗;其二,疫苗对人体来说是外源物质,人体自身对疫苗具有一定的适应性,但也会因个人体质出现一些副作用,有些人因此对疫苗的安全性缺乏信心,其实疫苗的安全性是经过验证的;其三,有些人不重视疫苗,认为自身不需要接种疫苗。

当科学艰难地迈出一步,谣言早已跑完了马拉松,要破解谣言的迷雾,每一个人都应闪烁出理性思维的光芒。

 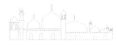

19

没有药物和疫苗的情况下
传染病怎么防？

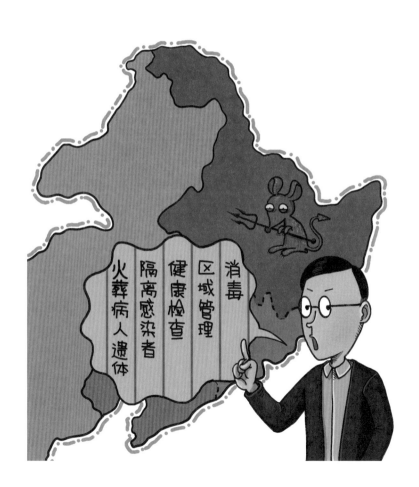

曾在中世纪欧洲暴发的"黑死病"，在100多年前，也曾悄悄地逼近当时正风雨飘摇的中国。1910年底，鼠疫由西伯利亚地区蔓延至我国东北全境，一场突如其来的瘟疫降临哈尔滨，一旦疾病继续扩散，中国可能会面临像欧洲"黑死病"一样的巨大灾难。

伍连德博士被委派前往东北应对疫情，此时东北地区帝国主义列强横行，干预我国各类事务，阻碍和困难重重。在这样的环境下，伍连德来到疫情发生的一线，了解疾病发生和发展情况，及时开展隔离工作，并积极为患者对症治疗。

1894年，科学家已经在疾病流行期间，成功分离出了鼠疫的病原——耶尔森杆菌，又称鼠疫杆菌。所以，确认引起这次鼠疫的病原以及疾病传播的方式，是控制疫情继续蔓延的重中之重。伍连德对患者尸体进行解剖，成功地分离鉴定了病原，的确是鼠疫杆菌，并推断出其能够通过飞沫在人与人之间进行呼吸传播。他提出，这是一种非常可怕的"肺鼠疫"。

鼠疫的传播途径主要是鼠类和跳蚤叮咬，这些动物携带鼠疫杆菌，混进人类生活的环境中，再将疾病传给与之接触的人群。"肺鼠疫"呼吸传播方式的发现，使疫情防控工作有了指导依据，不仅仅要切断传播疾病的动物媒介，而且要做好感染者的隔离管控。

严格的管制措施开始实施，城市和地区设立区域管理，家家户户卫生消毒，感染者立即隔离。临近春节，所有进出东北地区的人都须接受健康检查。按照当时的传统习俗,病死之人当入土为安;然而,细菌如果渗入土壤或者水源中,就会继续感染健康人群,而且传染源更加难以控制。最终,这些病人尸体被集中焚烧,切断了鼠疫杆菌可能的传播途径。

在一系列传染病应对方案实施以后,疫情死亡人数开始下降,到1911年3月,哈尔滨的疫情死亡人数清零,4月,这次凶险的"肺鼠疫"疫情基本消失。这是中国近代历史上,依靠科学理念和公共卫生手段,战胜传染病的一次成功记录。没有疫苗也没有特效药物,有的是不被困难吓倒的勇气和求真务实的作风。

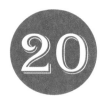

没有个人卫生,哪来公共卫生?

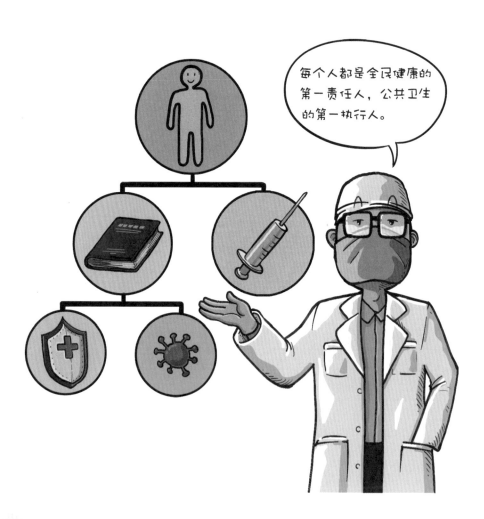

公共卫生是一个宏大的概念，谚语"一山不容二虎"，单从字面上理解，老虎显然不是群居动物，但人类是群居动物，而且是高度发达的有社会组织的动物群体，人类一起行动起来，为健康幸福生活奋斗，于是就有了公共卫生事业。

这项事业就包含了传染病防控、公共卫生服务、食品药品监督、卫生环境维护、健康普及教育等。在传染病防控方面，主要由两个角度切入，一个是我们不太熟悉的疾病预防，主要任务是将疾病防患于未然；另一个是我们日常接触更多的疾病治疗，主要是在疾病发生以后。

我们可以从这两个角度来了解一下公共卫生的实际内涵。现代公共卫生系统，通常都会建立疾病和健康危险因素监测网络，在各地设立疾病监测站点，一旦发现可能发生传染病，立即启动地区防控措施，情况严重时扩大防控范围。对已知疾病进行相应疫苗的免疫接种，比如儿童计划免疫和特殊条件下强制免疫，消除甚至消灭某种传染病。对于可能携带病原微生物的动物宿主，开展针对性或区域性清除行动，消除公共环境中可能存在的传染源，以及对感染风险区域进行安全消毒。

在传染病发生以后，及时隔离患者人群，调查疾病来源和流行情况，根据传染病传播方式、感染对象、分布情况等，及时做出应对部署。对于正在接受治疗的患者，不仅要对其进行隔离，还要有治疗防护措施。同时，也要控制传染源或者传播媒介，尽可能切断传染病传播途径，缩小传染病蔓延范围，遏制传染病跨区域传播。

公共卫生是一个系统工程,没有个人的健康,全民健康就无从谈起。公共卫生策略的制订和实施,需要全民配合参与,每个人都支持和维护公共卫生,上述这些方案和措施才能奏效。个人卫生不应仅仅是对自身健康的保护,而且是树立个人健康与公共卫生息息相关的理念,每个人都是全民健康的第一责任人、公共卫生的第一执行人。

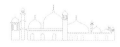

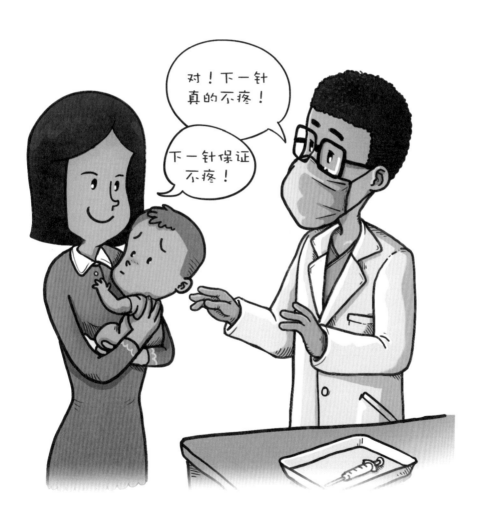

21

儿童疫苗接种知多少？

宝宝的健康是家长最关心的事情,相信有不少人连宝宝的名字还没有想好,就已经抱着宝宝去打第一针疫苗了。在我国,儿童计划免疫要求接种的疫苗种类不少,这说明可以预防的疾病也不少。这些疫苗中如乙肝疫苗、麻疹疫苗,一看名字就知道是预防乙肝和麻疹的了,但还有一些名字奇怪的疫苗,又是预防哪些疾病的呢?

卡介苗,前面已经提到过,是预防儿童结核病的疫苗,由法国科学家卡尔梅特和介兰两人发明,并从他们两人姓名中各取一字命名。接种乙脑疫苗,是预防流行性乙型脑炎的有效措施。流行性乙型脑炎,简称乙脑,是一种通过蚊虫叮咬传播的脑炎疾病,病原体是乙型脑炎病毒。这种传染病主要在夏秋季流行,重症患者往往会留下精神症状后遗症。A群流脑疫苗,可以预防A群脑膜炎球菌引起的流行性脑脊髓膜炎。

百白破混合疫苗,这不是一种疫苗在战斗,而是3种疫苗——百日咳疫苗、白喉疫苗、破伤风疫苗的合称。百日咳是一种由百日咳杆菌引起的呼吸道疾病,可以通过空气传播,由于该疾病患者咳嗽症状持续时间可达100天,所以称为百日咳。白喉也是一种呼吸道传播的疾病,病原体是白喉杆菌,患者咽喉部呈现出白色膜,严重时表现为中毒症状,有很强的传染性。破伤风由破伤风梭菌经由伤口侵入人体,能够引起神经性症状,会导致窒息、心力衰竭等严重症状。

脊髓灰质炎疫苗,可以预防由脊髓灰质炎病毒引起的疾病。那么,脊髓灰质炎又是一种怎样的疾病呢？那就要提到它的另一个名称——小儿麻痹症。这种疾病的病毒破坏人体脊髓灰质组织,患者大多是5岁以下的儿童,疾病如发展到肢体麻痹,很可能造成肢体瘫痪的后遗症,许多人因此终生残疾,甚至有性命之忧。

如今,儿童接种疫苗预防疾病,弱小的生命被呵护,远离那些曾经的伤痛。以前的父母给孩子们取名为去病、弃疾、病已、无忌,寄予了健康平安的美好愿望;如今父母给孩子们取名如润桐、景涵、泽坤、思琦,寄予了更多新的期望,难怪家长们起名字都绞尽脑汁了。

22

小朋友为什么容易得传染病？

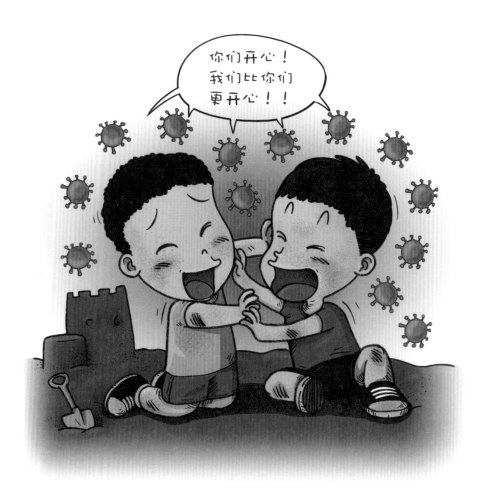

　　小时候经常争论一个没有结果的问题——这个世界上究竟是先有鸡,还是先有蛋？鸡生蛋,蛋生鸡,孰先孰后？真是令人头疼啊。不过,有一点是可以确认的,鸡肯定是从蛋里面孵出来再慢慢长大的。什么动物早上四条腿走路,中午两条腿走路,到晚上三条腿走路？这个古老的谜题伴随着我们成长。人的成长就是一个逐渐发育的过程。

　　小朋友容易得传染病,一个很重要的原因就是免疫力比较弱,婴儿时期通过吸收母亲乳汁成分来增强免疫力,因此,母乳喂养对提高婴儿免疫力有一定的好处。在人体发育的过程中,儿童特别是低龄的小朋友,由于身体免疫力处于发育阶段,一些致病性较强的病原微生物,容易突破身体的健康防线,因此,低龄儿童容易被细菌、病毒等攻击。

　　另外一个重要原因,是小朋友的个人卫生意识不强,特别是在和小伙伴们聚在一起做游戏或者进行课外活动时,户外环境中的卫生条件不能保障,很容易在接触中互相传染疾病。自带餐点或者在校外购买食物时,不注意饮食卫生,也非常容易感染疾病。哪怕是在一起吃同样的饭菜,如果个人卫生如洗手、消毒等没有做好,就会给感染疾病造成机会。

　　还有一种说法认为,成年人是经过小朋友阶段成长起来的大朋友,如果小时候经常生病,对有些疾病就已经获得了免疫力,长大以后就不那么经常生病了。所以,看起来好像小时候生病多,其实是先生病和后生病的时间差异而已。举例来说,很多人小时候出过水痘,这是一种由水痘病毒引起的传染病,具有很强的传染性。小朋友得了这个病以后,一般在家休养一段时间,就能够恢复健康。出过水痘的人对水痘病毒终身免疫,因此,成年以后就不会再得水痘,这明明就是因果关系而非并列关系。这种说法,从另一个方面说明了小朋友其实更容易得传染病,算是对以上两个原因的有益补充。

小朋友的免疫力比较弱,更容易生病,是客观存在的事实,无法改变,但是,个人卫生和健康意识是可以教育普及的。愿所有的小朋友们都快乐茁壮地成长!聪明的你们一定能破解鸡生蛋、蛋生鸡的谜题!

23

宫颈癌疫苗接种你需要知道些什么?

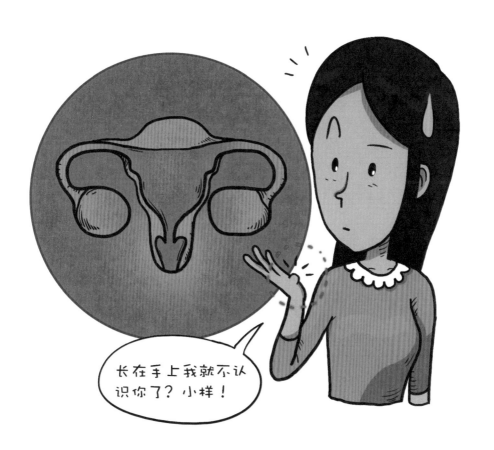

不知道什么时候,手上忽然出现了一个小肉瘤,似乎也不怎么碍事,也不知道过了多久,这个小肉瘤又不见了,通常把这种小乳头瘤称作疣。大多数情况下,可能是人乳头瘤病毒所致,这种看似比较温和的病毒,却隐藏着一个蓄谋已久的大阴谋。

人乳头瘤病毒最早在1949年就被人类发现了,目前这种病毒已知的约有130种类型。起初认为这只是引起一般身体不适的病毒,随着对其研究的深入,终于发现了一个震惊世人的事实——人乳头瘤病毒是引起宫颈癌的元凶。

在临床病例中发现,在宫颈癌组织样品中首先找到了病毒DNA,在这一线索的提示下,从更多的临床样本中发现了人乳头瘤病毒的存在。其中,16型和18型人乳头瘤病毒是导致宫颈癌的高危型病毒。随后,在各国的流行病调查结果中,也都证实了这一研究成果,从而揪出了宫颈癌的幕后真凶。

人乳头瘤病毒唯一的宿主就是人类,皮肤和黏膜组织为它们提供了良好的生存环境,与烈性或急性传染病不同,人乳头瘤病毒感染进程相对缓慢,可谓悄悄地进驻、偷偷地破坏。这种具有欺骗性的感染状态,常常让人们忽视了它们的潜在危险性,而它所造成的危害,特别是引起女性宫颈癌,却是非常致命的伤害。

目前,宫颈癌疫苗已经被研制出来,主要成分就是各型人乳头瘤病毒的病毒样颗粒,其中,二价疫苗指的是预防引起宫颈癌的 16 型和 18 型 2 种病毒。四价疫苗或九价疫苗,指的是预防可能引起宫颈癌的 4 种或 9 种病毒。虽说人乳头瘤病毒是引起女性宫颈癌的元凶,但并不意味着这种病毒不会感染男性,因此,如何科学接种疫苗预防疾病,应当认真听取医生的意见哦!

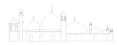

24

说起来艾滋病难道绕不开同性恋这个坎？

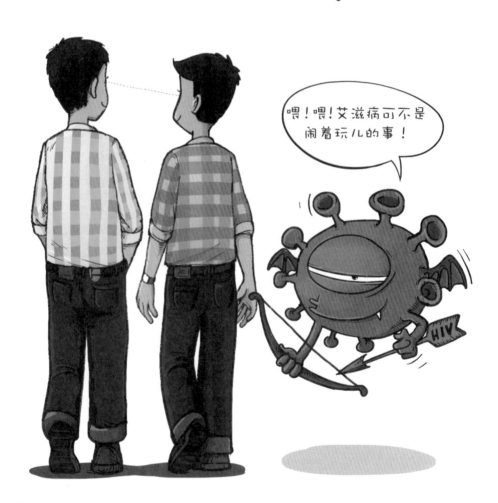

从艾滋病被发现开始，一个个谜团逐渐被揭开，首先是发现了一种能破坏人免疫细胞的病毒，然后发现这种病毒容易变异，紧接着认识到病毒通过血液、性、母婴三种途径传播，之后抗病毒药物相继问世，艾滋病疫苗研制不断获得进展。如今，艾滋病早已在全球引起足够重视，有效的预防措施和科学的药物治疗，使得艾滋病可防可治，国际社会都在努力降低艾滋病病死率和感染率，通过公共卫生防控遏制艾滋病蔓延。

在疾病防控中，有一个广受关注的热点话题——同性恋。这一现象与艾滋病首次被发现是在同性恋人群中有关，由于病毒通过性途径传播，在欧美同性恋人群中发现了免疫缺陷症状疾病，从这些患者的外周淋巴细胞中，分离鉴定出病原体——人类免疫缺陷病毒。近年来，中国高校学生同性恋传播艾滋病案例频发，再次引起社会关注和警惕，尤其是在人类抗击艾滋病已40年有余的今天，更加令人反思。

曾经发生过卖血和吸毒等违法活动中针具交叉感染，导致病毒在区域性人群大范围传播的许多案例。随着对这类行为的严厉打击，血液途径的疾病传播率不断降低。而在临床中，通过对孕产妇预防性应用抗病毒药物干预，以及艾滋病传播途径知识普及，母婴途径的疾病传播率也大幅降低。目前，全球范围艾滋病主要传播途径是性传播，性行为带来很多潜在的疾病传播风险，没有引起社会的足够关注。

目前，预防艾滋病面临的难题，一方面是个人健康保护意识的欠缺，另一方面是传播途径引发的社会歧视。在许多人看来，艾滋病正是对不健康、不负责任行为的惩罚，而并没有将被感染者视作疾病受害者，这种看法确实会给未感染者以警示，也会导致感染者做出刻意隐瞒和逃避责任的行为，造成隐性的风险。如果能够兼顾疾病的危害和防护与疾病的治疗和康复，让大家认识到共同的敌人是疾病而非病人，相信会收获更好的抗击疾病的功效和更多的健康。

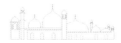

25

流感疫苗年年奈若何？

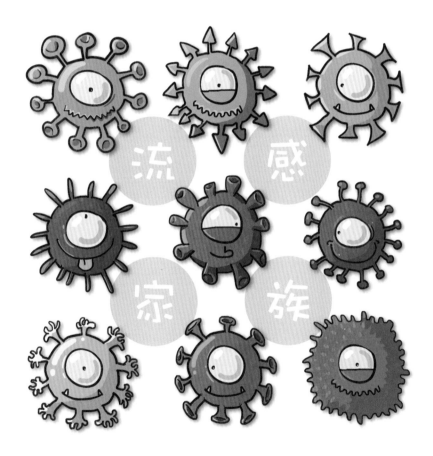

流感病毒变化多端，所以，每年都要接种流感疫苗。流感

病毒这个家族中成员众多,名字叫起来也都整整齐齐——H1N1,H2N2,H3N2,H5N1,H7N9,一听就知道是一家子。这些如同密码一般的字母和数字组合,到底代表什么意思?从中又能读出哪些病毒之间的暗号呢?

在流感病毒的表面,长着许多膜蛋白,其中一种蛋白可以与人和鸟类红细胞表面蛋白结合发生凝血反应,称为血凝素(hemagglutinin,HA);还有一种蛋白可以水解宿主细胞表面的唾液酸分子,使病毒粒子从细胞表面成功释放,叫神经氨酸酶(neuraminidase,NA),又称为唾液酸酶。

流感病毒家族主要分为四大类:甲型流感病毒、乙型流感病毒、丙型流感病毒、丁型流感病毒。因为血凝素和神经氨酸酶是流感病毒感染细胞关键蛋白,所以,就将甲型流感病毒按照HA和NA特性来区分亚型,以首字母和数字编号来命名。乙型流感病毒主要是维多利亚(Victoria)系和山形(Yamagata)系流行,丙型流感病毒和丁型流感病毒较少流行。

为什么流感病毒会经常发生变异呢?其中一个很重要的原因就包藏在病毒颗粒的核酸里。

人类在繁衍的过程中,下一代会继承上一代的遗传信息,并且具有很好的保真性,这是因为人类细胞中的核酸物质是DNA,这是一条互补的双螺旋结构信息链,这样的结构使得DNA在复制和传代过程中,遗传信息复制稳定而不易突变。

流感病毒的核酸是RNA,这是一条多节段单链的信息链,相对于 DNA 的双链互补结构，遗传信息更容易发生突变，使得指导细胞合成的病毒蛋白结构也发生变化，尤其是病毒表面蛋白 HA 和 NA。这些病毒之间隐秘的暗号，正是它们偷袭人类细胞的部队番号，我们掌握的情报越详尽，越能从容应对敌人的偷袭。望着从洞穴里钻出来的田鼠，你的榔头准备好了吗？

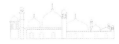

26

狂犬病疫苗给狗打是误会吗?

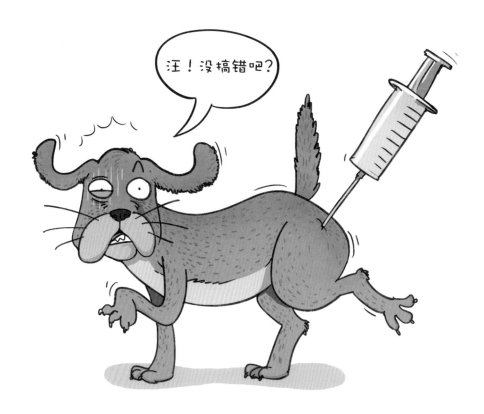

汪!没搞错吧?

　　在杂草丛生的路尽头,黑暗中幽冥般的眼睛若隐若现,锋利的牙齿闪烁着寒光,涎水滴落在阴冷的地上,沉闷的一阵呜呜过后,凶恶的叫声令人胆战心惊。这个可怕的生物,在真实的世界中并非怪兽，而是一只发病的狂犬。

狂犬病是由狂犬病毒引起的一种传染性疾病，狂犬病毒通过伤口进入人体，并入侵神经系统。神经细胞被病毒破坏，可导致人神经系统损伤。一旦狂犬病发作，患者就会出现恐水症状，哪怕听见、看到水流或者水滴，也会惊恐万分。狂犬病的致死率非常高，潜伏期几乎没有任何症状，一旦症状出现死亡率几乎为100％。

这种病毒不仅感染人类，许多动物也是病毒的宿主，犬科动物如狗、狐狸等也会被狂犬病毒感染。人感染狂犬病毒的原因主要是被感染病毒的动物咬伤，病毒从伤口处进入体内。一旦发现被疑似狂犬咬伤的人，应尽快将患者送往医院，可以通过注射狂犬病毒疫苗或应急血清及时救治。

在病毒进入体内入侵神经系统之前，接种狂犬病疫苗或注射抗血清、免疫球蛋白将病毒清除，就能阻止狂犬病发作，患者就能逐渐恢复健康。目前狂犬病的主要流行地区在南亚，我国每年仍存在不少病例，许多发达国家已经几乎看不到狂犬病的踪迹了。

人类第一支狂犬病疫苗由法国科学家巴斯德发明，至今已有一百多年的光荣历史，为人类抗击狂犬病做出了卓越贡献。从那时起，人类一直是狂犬病疫苗接种对象。时至今日，人类对付狂犬病升级为"蛙跳战术"，就是给狗接种狂犬病疫苗，一且狗不再感染狂犬病,即使人被狗咬伤,也不会被狂犬病毒感染致病。

切断狂犬病毒感染的中间宿主,狗不仅是人类的好朋友,也是我们的防疫守护者。

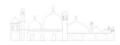

27

"非典"的病毒哪儿去了？

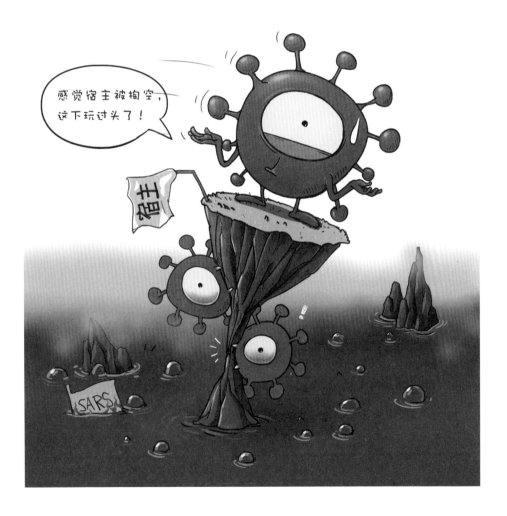

20年前，一个新词"非典"，让全国人民耳熟能详。刚刚迈入21世纪，我们所憧憬的的士悬浮在天上、出门云在脚下的超现实魔幻生活并没有到来，一场突如其来的疫情把人类狠狠地按在地上摩擦又摩擦。空气中躲藏着可怕的病毒——严重急性呼吸综合征冠状病毒（SARS-CoV），这个新词"非典"指的就是这种病毒引起的严重急性呼吸综合征（SARS）。

"非典"的突然出现，让人不知所措，全世界都吃了一惊，不到一年，又忽然消失了。这一波神奇的操作，不要说同在天上飘着的流感病毒难以匹敌，就连同为冠状病毒引起的中东呼吸综合征（MERS）都自愧弗如。于是，各种谣言就照例出来"开峰会"，如天外飞仙说、反恐精英说、灾难征兆说等。虽然没有直接的证据说明"非典"为何消失，但科学推理不正是基于事实的探索吗？

首先要理解病毒感染宿主细胞的场景，不是一个病毒颗粒在宿主细胞中，然后复制变成两个释放出去，而是一批病毒颗粒进入宿主细胞，然后又复制出一大批病毒颗粒。SARS-CoV也是一种RNA病毒，在病毒复制过程中会发生变异，从SARS-CoV病毒在自然界和人群中的流行情况来看，人类SARS-CoV病毒的来源是动物冠状病毒。

细胞作为病毒宿主，既是病毒生存的必要条件，也是病毒破坏的对象。在人类中流行的SARS-CoV病毒，具有比普通冠状病毒更强的致病性，这一部分高致病性病毒破坏了自身生存的宿主细胞,在自然环境中生存概率不断降低。在"非典"疫情暴发期间,有效的隔离措施使病毒传播受限,使其更难找到新的宿主。

此外,SARS-CoV病毒自身并不是静态的,而是从动物冠状病毒演化而来的,当感染人群被隔离及疫情被控制住以后,病毒就失去了在人类宿主细胞中复制的条件,动物冠状病毒也失去了演化为SARS-CoV病毒的机会。而另一部分低致病性病毒,就不是人体免疫系统的对手了,很快就被打到异次元空间。

"非典"消失了,冠状病毒并没有消失,这场没有硝烟的战争还在继续,科学普及一直在打败谣言"峰会"的路上。

28

人类就只能一直这么担惊受怕吗？

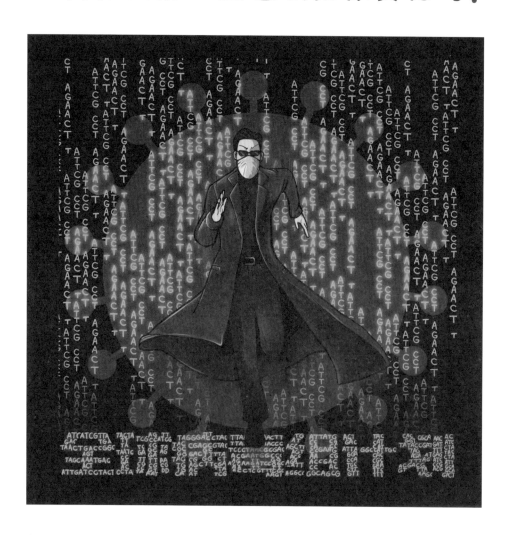

人类就只能一直这么担心受怕吗？问苍天,谁愿被摁,摩擦遍身痕?

为什么非要等妖风吹上门来,咱们就不能去砸妖怪洞府吗?病毒的种类繁多、分布广泛、性质各异,在前人的不断努力下,我们已经发现了4000多种病毒,据估计,大概有150万种在野生动物中流行的未知病毒,相比之下,人类对病毒的了解还远远不够。

人类发现一种新的病毒,需要找到合适的培养宿主,摸索良好的培养条件,掌握病毒分离鉴定技术,这些制约了未知病毒的发现进程。虽然找到一个新病毒不容易,但顺藤摸瓜说不定能带来惊喜。病毒作为一种特殊生命形式,所有的遗传信息都保存在病毒颗粒里,无论是DNA病毒还是RNA病毒,遗传物质决定了病毒的性质和分类。

生物信息学和大数据分析技术兴起,让大多数未知病毒ID为人类所识别成为可能。2018年,全球病毒组计划启动。这个宏大的"追捕"计划包括病毒基因组数据库、病毒宿主范围、地理分布和流行病学研究,涵盖了病毒自然生态和种群遗传信息等超级数据谱,将极大地扩展人类对病毒的认知范围。

这个项目的实施,将覆盖全球68.5%的哺乳动物病毒,获取全球85%的病毒组信息,建立一个应对全球病毒性传染病的大数据库。这些信息的获取,使人们能够系统地对比病毒种类之间、分组分型以及亚型之间的演化规律和来源线索,更具针对性地指导应对传染病暴发和流行。

今日欢呼孙大圣,只缘妖雾又重来。今时的火眼金睛不只是要识破妖怪现原形,而且是要把那洞府中的一干妖怪统统收拾,杀他个干干净净。

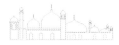

蝙蝠侠的超能力真的只是超级有钱吗？

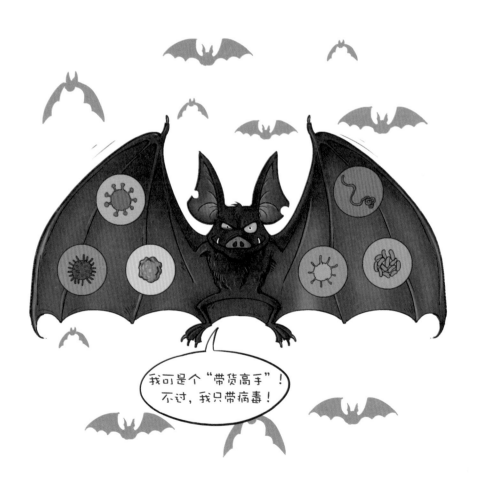

在动漫的世界里，有一位在黑夜中打击犯罪的超级英雄——蝙蝠侠。他有着酷炫的蝙蝠车、拉风的蝙蝠袍、动感的蝙蝠镖。直到有一天，另一位超级英雄——超人出现了，以完美的超能力和满满的正能量，直接遮盖了蝙蝠侠的超级光环。在病毒的世界里，蝙蝠的大名可谓天下皆知，令人闻之胆寒啊。

研究发现，SASR冠状病毒来自蝙蝠；研究又发现，MERS冠状病毒也来自蝙蝠；也有研究发现，COVID-19冠状病毒可能也来自蝙蝠。难道说这些冠状病毒都喜欢寄宿在蝙蝠身上吗？天真如你可能会这么说。不着急，研究发现，蝙蝠体内携带的还有埃博拉病毒、马尔堡病毒、尼帕病毒、亨德拉病毒等烈性病毒，这些病毒的危险指数等级最高，号称P4级病毒。研究还发现，蝙蝠身上携带超过100种病毒，其中有60多种可以感染人类，包括我们常听说的狂犬病毒。

机智如你可能会想到，SARS冠状病毒来源于果子狸，MERS冠状病毒来源于单峰驼。可以这样说，果子狸和单驼峰其实也是受害者。在果子狸体内发现的冠状病毒，能够引起果子狸呼吸道疾病；在单驼峰体内发现的冠状病毒，也可使单驼峰致病；唯独蝙蝠体内携带这两种冠状病毒不会使蝙蝠致病，看来蝙蝠乃是名副其实的"带毒之王"、黑暗界的"驯毒骑士"。

蝙蝠是具有飞行能力的哺乳动物，相对于一般的哺乳动物，蝙蝠具有免疫抑制功能特殊性，因此，可以容纳众多病毒寄宿在其体内，却不会引起抗病毒免疫反应。由于蝙蝠和人类同为哺乳动物,蝙蝠所携带的病毒更容易变异为人类病毒,引起人类病毒性传染病。蝙蝠体内携带的病毒,通过咬伤中间宿主或相互接触传播,再由中间宿主感染人类。

蝙蝠和其他野生动物本来生活在原栖息地,人类捕杀动物或者侵占动物的原栖息地,间接导致了人类与病毒接触的风险升高。潇洒如你应该明白,即使元气满满的超人,也应留给蝙蝠侠一片黑夜疆域,否则的话,大家都知道超人怎么死的了吧。

谁来告诉我病毒是从哪里来的？

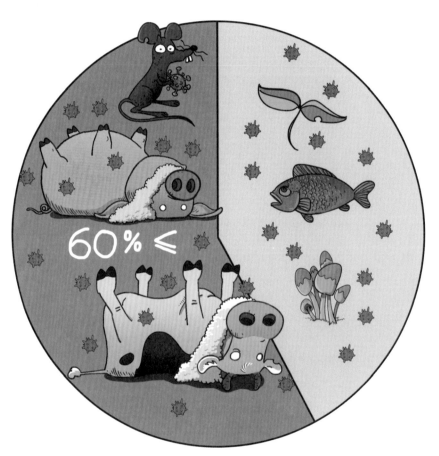

人类新发突发传染病有60%以上来自动物。

不要问我从哪里来，所谓有缘何处不相逢。病毒寄宿在细胞里面，宿主去哪里病毒就跟到哪里，湖泊中的鱼虾里有病毒，山林里交错的植物中也有病毒，甚至不起眼的细菌里也有病毒。动物病毒能引起人类和动物各种疾病，所以，大家关注更多的也是动物病毒。

动物病毒的种类很多，也会给人类的生活带来各种各样的影响。比如，大家比较关心的猪肉价格上涨事件，就是非洲猪瘟病毒引起猪传染病导致的。这种病毒引起的是一种急性动物传染病，野猪和家猪都是病毒感染对象，死亡率非常高。虽然，非洲猪瘟病毒不感染人类，却给猪养殖业带来巨大损失，对居民食品供应造成影响。禽流感病毒对家禽养殖业的破坏也是巨大的，高致病性禽流感造成家禽死亡率高达100%，并且病毒能够感染海鸥等鸟类，地理区域跨度非常之广。不仅如此，人类流感病毒等许多病毒疫苗的病毒培养，大多在鸡胚细胞中增殖，禽流感病毒的流行竟也会对疫苗生产造成影响。

动物病毒中还有一类特殊的存在，那就是鼠类传播的病毒。鼠类不仅是鼠疫杆菌的传播者，也是流行性出血热的传播者。流行性出血热又称肾综合征出血热，是由汉坦病毒引起的传染性疾病，导致人体发热出血以及肾脏损害等症状，严重时会致人死亡。虽然汉坦病毒疫苗已经被研制开发，但目前对流行性出血热尚缺乏特异性治疗，仍以对症治疗为主。老鼠的活动范围广并且生存适应性强，常常混迹于人类生活环境中，对于这类动物媒介传播的疾病,应当尽可能消灭和切断传染源。

20世纪末,"疯牛病"席卷英国,这是一种由病毒引起的牛中枢神经性疾病,又称为牛海绵状脑病。这种动物疾病感染性强且死亡率高,还具有很长的潜伏期,给全球牛养殖业和肉类供应造成巨大威胁。而且这种疾病可以感染人类,引起人脑部病变,这种疾病被称为克-雅病。引起"疯牛病"和克-雅病的病原体,是一种非常特殊的病毒,这种病毒不含有核酸,是一种可自我复制且具有感染性的蛋白质,被称为朊病毒。

据统计,人类新发突发传染病的病毒有60%以上来自动物,近30年来,多次发生的人类重大传染病疫情大多由病毒引起。这不得不引起我们的高度重视和深度思索——当病毒来临时,我们应当如何应对?

31

拜托请不要把我作为您的宿主，
好不好？

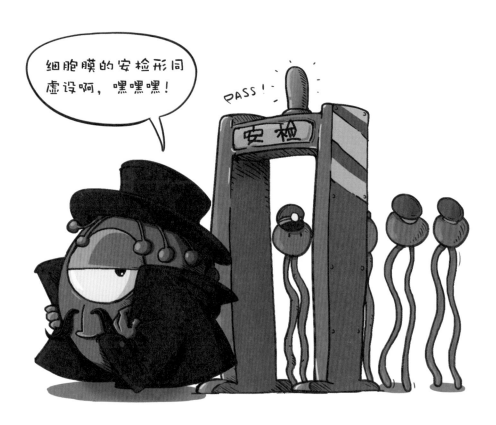

"宿主"一词,通常泛指病毒所寄宿细胞的生物载体。细胞内到底有哪些工具箱,能让它们不仅可以自给自足,还会被病毒盯上作为宿主? 以人类细胞为例,一般的细胞结构有细胞核、细胞质、细胞膜。细胞核中是人类的23对染色体,包含着基因组DNA遗传信息;细胞质里面有各种类型的细胞器,组成了分工协作的精密生产加工机器;细胞膜是细胞与环境物质交换的最前沿,也是病毒进出宿主细胞的必经之路。

细胞核是细胞遗传物质的大本营,指挥细胞各种生理活动和新陈代谢。病毒当然不会错过这个指挥部,有些病毒还会把自己的核酸渗透到人类基因组中,这样一来细胞不仅自身的指挥系统受到干扰,还会被病毒利用发号施令。

核糖体的作用就是接受染色体指令,按照核酸信息指令生产蛋白质。毫无疑问,如果细胞被病毒作为宿主,这些指令中也有病毒蛋白质的信息。内质网是分布在细胞质中类似膜结构的细胞器,既然是一面膜就有正反面,比较粗糙的一面有许多核糖体生产蛋白质,比较光滑的一面能够合成糖类和脂类,并具有物质转运的功能。高尔基体具有许多网状膜的叠加结构,由许多囊膜和囊泡组成,有大量搬运物质的小泡泡,是蛋白质加工和转运的场所。

细胞膜的基本构架是一种磷脂的双分子层,还含有蛋白质和糖类分子,把细胞的主要部件包围在里面,细胞膜并不是一个固定的刚性结构,而是像一个可以流动的缎带。细胞膜具有选择通透性,水峰值、氨基酸、葡萄糖可自由通行,金属离子、蛋白质想要通行则要出示"通行证"。

　　病毒外壳不是裹着一层蛋白质吗？所以,它们就伪造"通行证",蒙混通过细胞膜"安检"溜了进去,等到新的病毒跑出来,不仅伪造了"通行证",而且连同细胞膜的"安检机构"一锅端走,再感染下一个细胞时,就可以大摇大摆地"免检通行"。

32

距离产生美,是真的?

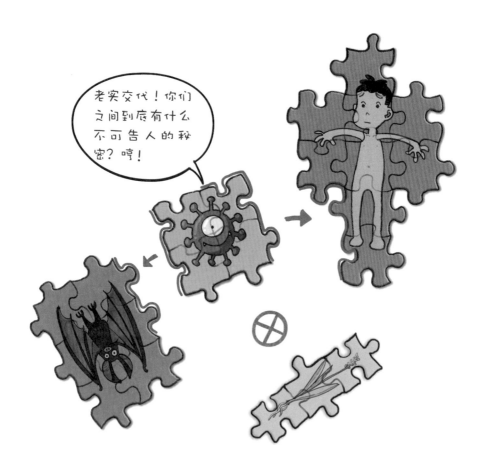

暑假,一个多么美好的词语啊！愉快的假期生活,畅享和

朋友们在一起的游戏时光，沉浸在电视里面播放的暑假专场。曾经风靡全国的《新白娘子传奇》，一句"千年等一回"使多少人魂牵梦绕。都说人妖殊途，天道伦常不可违，物种之间有差异，靠宿主生存的病毒也是如此。

从进化的视角来看，地上生物的祖先应该是条鱼，当一条鱼率先艰难地登上陆地，地球表面开始变得生机勃勃，湖泊中有了两栖动物，洞穴里有了爬行动物，森林里有了跳动的昆虫，还有了奔跑的骏马、高大威猛的大象和人类等哺乳动物。

通过基因分析可以发现，不同种类动物之间的遗传密码是相同的，这些遗传密码决定了各自物种的特性。尽管由核酸编码出的氨基酸种类一样，但是，它们之间按照不同的排列组合顺序，所形成蛋白质的结构和功能不同。每一种生命个体是一个整体，不仅仅构成生命的基本材料不同，它们的组合方式也都由遗传密码统一规划，构成细胞、组织、器官复合有机体。

通常情况下，一种病毒只有一种宿主细胞，也可能有一种病毒对某一类病毒易感。物种之间的差异越大，相应的病毒之间的差异就越大。如果按照病毒的感染对象分类的话，可以分为植物病毒、昆虫病毒、鱼类病毒、鸟类病毒、动物病毒等，其中像昆虫病毒、鱼类病毒就不容易感染人类，动物病毒特别是哺乳动物病毒就相对容易感染人类。

病毒之间的这种区别也体现在遗传上，在掌握了病毒的核酸信息以后，通过进化树分析和系统构建，可以将病毒之间的

"亲疏"关系归纳分类,还可以用来追溯病毒演化过程,以及与宿主之间的相互关系。

作为高度社会化的人类,血浓于水、远亲不如近邻都是字字箴言;作为病毒宿主的人类,还是要小心与相近物种之间的感染风险,合适距离最美。

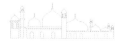

33

"病毒变异"原来不是电影才有的情节？

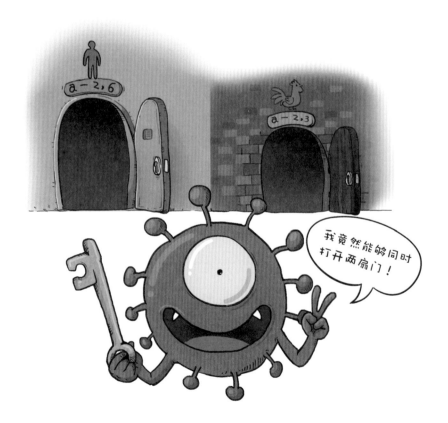

一种容易变异的病毒的突然出现,会让人大吃一惊,流感病毒就是这样的不安定分子。2013年春天乍暖还寒,在长江三角洲发生了流感疫情,疫情迅速在人群中传播,这种流感会导致严重呼吸困难和肺炎症状。引起此次流感的病原是一种新型流感病毒——H7N9,可以通过禽类将病毒传染给人,随着全国活禽市场被关闭,疫情渐渐得到控制。

这次禽流感疫情的暴发,再次给人类敲响了警钟,流感病毒曾多次发生变异,跨种传播引起人类流感。1918年西班牙大流感被认为或是由H1N1流感病毒引发的,猪作为病毒"混合器"将病毒传给人类。而2013年的新型H7N9流感病毒变异,似乎并不需要中间宿主,直接在禽类中完成了病毒变异。

禽流感病毒和人流感病毒的宿主细胞不同,病毒膜蛋白要与细胞膜蛋白相吻合,流感病毒才能顺利进入和释放,病毒这两项重要功能的执行者就是HA和NA。研究发现,这种新型H7N9流感病毒发生了基因重配,而且是一次跨越了时空的相遇:H7基因与长江三角洲的鸭子流感病毒H7基因同源,N9基因与东北亚迁徙的燕雀流感病毒N9基因同源,活禽市场的环境促使病毒在禽类宿主中发生变异,并为病毒传播给人类制造了机会。

毕竟禽类和人类细胞受体有所不同,流感病毒是如何配制"万能钥匙"的呢?病毒由上呼吸道侵入,再进入下呼吸道,最后抵达肺部。禽流感病毒HA的细胞受体是α-2,3-半乳糖苷唾液酸,人流感病毒HA的细胞受体是α-2,6-半乳糖苷唾液酸,新型H7N9流感病毒HA同时获得了两种受体的结合能力,所以,造成了流感病毒在人际间的传播。

这种新型流感病毒虽然具有"万能钥匙",但它更趋向于禽类细胞受体,所以,切断人与活禽接触是有效的防控方案,"换锁"这个"脑洞"还是别去开了吧。

34

有好细菌和坏细菌之分吗?

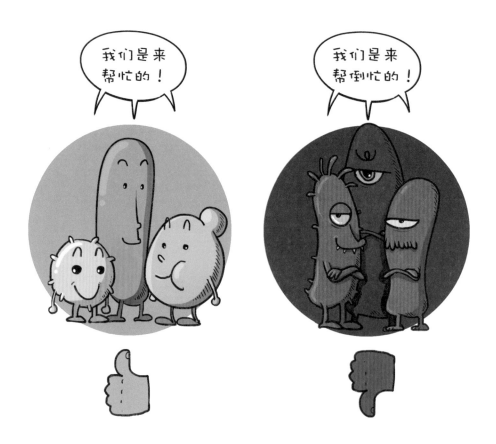

　　细菌应该是地球上历史最久的生命形式,如今却被后起之秀的人类分类为"好细菌"和"坏细菌",真是长江后浪推前浪

啊!"好细菌""坏细菌"都是以人类的评判标准来分的,我们就以疾病和健康为主题,来认识一下人类眼中的细菌阵营吧。

"坏细菌"顾名思义,就是会让人生病的细菌,有哪些具有代表性的致病细菌呢? 比如,引起鼠疫的鼠疫杆菌,引起霍乱的霍乱弧菌,鼠疫和霍乱这两种疾病被列入我国的甲类传染病,传播性强,危害性高。此外,还有引起结核病的结核杆菌,引起肺炎的肺炎球菌,反复感染的金黄色葡萄球菌,引起肠道疾病的大肠杆菌、幽门螺杆菌等。

"好细菌"应该理解为对人类健康有益,或其他方面有助于人类的细菌。我们要感谢霉菌,青霉菌所分泌的青霉素,让人类开始拥有对抗致病菌的强大武器。我们还要感谢,乳酸菌,它能分解食物蛋白质、糖类,合成维生素,促进身体对营养物质的吸收和调节代谢。酵母菌能够用于生物发酵,被用于食物加工和酿酒工业中,也被用于科技领域作为基因工程细菌。另外,还有如枯草芽孢杆菌可以被用于分解有机物和环境治理,苏云金芽孢杆菌和球形芽孢杆菌可以被用作生物杀虫剂,有效控制蚊虫孳生。

细菌种群非常多,常常以群落的形式发挥作用,这里介绍的"坏细菌"和"好细菌",也是指那些使人生病和对人健康有益的细菌种群。在人类身体里面,存在着与人类共生的肠道菌群,它们的数量是人类自身细胞的10倍,所携带的基因遗传信息是人类基因组的100倍,对人体肠道微生物系统研究催生了一个新概念——"微生物组"。

　　"微生物组"特别是肠道微生物组对人体具体有什么作用,与人类疾病与健康的关系如何,成为微生物学研究热点。这项研究将以更加宏观的视野和系统的方法,去探寻一片古老的生命花园,对它们理解的加深未来或能带给我们更多的启示。

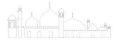

35

别骗我了，病毒也有好的？

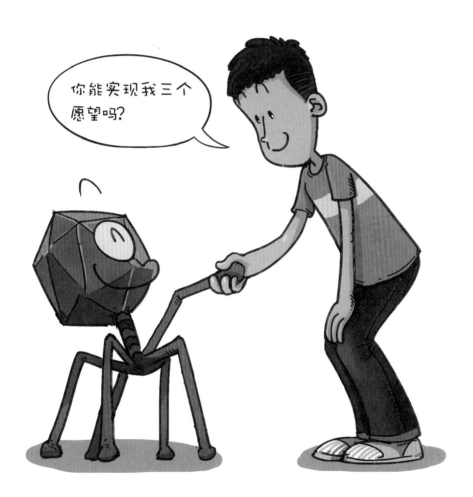

细菌里面有"好细菌",这听起来倒也有可能,毕竟大家在大街小巷的酸奶广告牌上都看见过"益生菌"这个词。而病毒听起来就不像是"善茬",又是"病"又是"毒"的,直接拉响了警报,难道这世上真的有白色的乌鸦?

敌人的敌人不就是朋友吗?引起人类传染病的有病毒也有细菌,假设细菌的敌人就是人类的朋友,病毒有没有可能成为细菌的敌人之一?答案是肯定的。这个细菌的敌人名字叫噬菌体。从感染对象的定义上来说,噬菌体就是一种细菌病毒,因为细菌就是一个独立的细胞。

噬菌体在大自然中广泛存在,哪里有细菌哪里就会有噬菌体。动物吸入氧气呼出二氧化碳,植物吸收二氧化碳释放氧气,生态中的大气循环维持平衡。在地球食物链中,各种有机物被逐级消耗,然后又被微生物分解,回归到简单的游离态。这个过程中,噬菌体制约了细菌的过量繁殖,是物质生态平衡的重要参与者之一。

在科学技术领域,噬菌体也被用于模式病毒和生物工程,通过对噬菌体的深入研究,发现了限制性内切酶及其在分子遗传学方面的应用。具体作为工程微生物,利用分子生物学技术,将外源基因引入噬菌体表达,获得所需具有特定结构和功能蛋白,就是噬菌体展示技术。

在医疗卫生领域,噬菌体自被发现之时起就被应用于抗菌治疗。抗生素的发现和广泛应用,一度使人们相信消灭细菌性疾病只是时间问题，却由于细菌耐药性产生，以及抗生素滥用导致"超级细菌"出现，再度启用噬菌体抗菌治疗，在临床上对抗"超级细菌"获得成功。

　　不要被病毒的名称所恐吓，我们肉眼虽看不见病毒和细菌，但它们能"感应"周围生存环境。它们中都有好有坏，正如天下乌鸦并不都是一般黑，故事里有许多是是非非，故事里还有许多"白乌鸦"，它们可以成为人类的好朋友。

36

检测试剂盒是个什么宝贝?

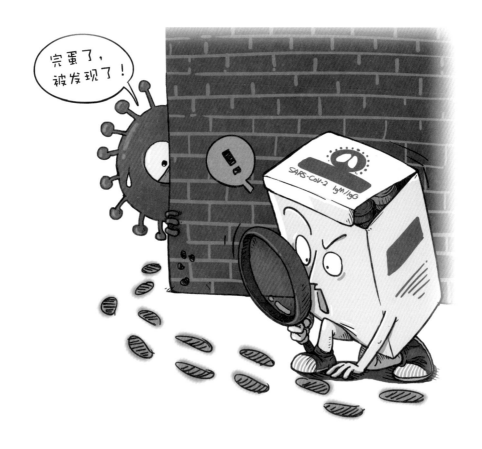

一道判断题,提供了两种选项——是或非。一种疾病,确诊的结果也有两个选项——有或无。如果已知某种疾病是由

某种病原引起的,要确诊患者患有这种疾病,就要确定患者体内是否存在这种病原。检测试剂盒就是检测病原是否存在的一个"工具箱"。这个"工具箱"通常以"盒装款"的模样出现,所以,统称为检测试剂盒。

无论是细菌还是病毒引起的疾病,都会在人体中留下"犯罪证据",寻找"犯罪证据"的过程就是检测的过程。检测试剂盒一般分为两种——核酸检测和抗体检测,即使生命形态极其简单的病毒,也是由蛋白外膜包裹的核酸构成,不同病毒具有不同的核酸序列和不同的蛋白结构,以此为根据就能够找到"犯罪证据"。

核酸检测试剂盒的原理是聚合酶链式反应技术。假设要检测一种DNA病毒,首先要从病毒DNA中找出某种病毒特有的基因序列,然后通过聚合酶链式反应扩增这一段基因,使其能够达到检测仪器识别的水平。从是否检测到扩增产物,来判断被检样品中是否存在病毒DNA,依此判断是否存在某种DNA病毒。假设要检测一种RNA病毒,检测原理类似,但是要首先把病毒RNA序列转化为对应的DNA序列,再通过聚合酶链式反应扩增这一段基因,从检测结果判断被检样品中是否存在某种RNA病毒。

抗体检测试剂盒的原理是抗原抗体免疫反应技术,抗原是能够诱导免疫应答的物质。当人体被病毒感染以后,免疫系统会启动并产生针对病毒表面蛋白的抗体,这些抗体是具有特殊结构和功能的蛋白质。通过设计与抗体特异性结合的蛋白质，并在蛋白质上做上荧光物质标记，一般在血液样品中进行检测，当发现样品中荧光信号被激活，就可以检测到病毒抗体的存在，间接地说明人体被病毒感染或者曾被感染，这种方法也可以用于直接检测病毒的表面抗原。

抓住两个核心要素，也就抓住了检测试剂盒的基本原理，使用检测试剂盒如同"二元神探"检验"凶手"的"指纹"，在现实生活中用于打击犯罪，也是大显身手，屡建奇功。

37

判断一种疾病的罪魁祸首
能不能太草率？

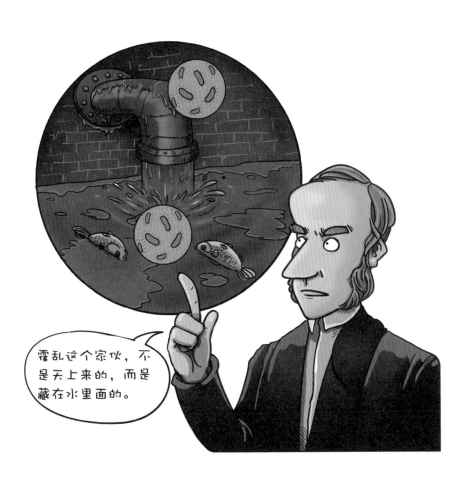

霍乱这个家伙，不是天上来的，而是藏在水里面的。

古今中外，误判让人吃尽了苦头。淝水边的风声鹤唳，成败只在一瞬间。英伦小镇的傲慢与偏见，转角遇见真情。在重大疫情面前，尽快找到病原是控制疾病蔓延的关键。那么，这种时候，是否就意味着判断的准确性可以让步呢？大家可以自己做一个反证假设。

100多年前的伦敦，这座工业革命的先锋城市，到处拥挤着人群和住宅，城市人口激增产生了公共卫生危机，一场霍乱疫情突然暴发，许多人死于这场瘟疫。当时的伦敦的供水和排污系统并不健全，许多生活废水和垃圾直接排入地下，甚至倾倒入泰晤士河中，污染严重的地区空气中散发出的恶臭，简直令人无法呼吸，河流中死鱼漂浮在水面上，霍乱病例人数不断增加。

当时的人们并不知道疾病是由细菌引起的，由于刺鼻的恶臭在空气中飘荡，起初，大家都认为疾病是空气中飘散的毒性气体导致的。一位叫约翰·斯诺的医生通过绘制疫区地图找到了疾病传播的另一条线索。他发现死于霍乱的病人所居住的房屋，从地图上看可以归聚到一个水泵的周边范围内，因此推断水源才是传播霍乱疾病的源头。于是，当关闭了城市疫区街道的水泵时，该疫区的疫情立刻得到了控制。对水源污染的调查结果，证实了约翰·斯诺推断的正确，霍乱疫情也逐渐被控制和消除。

今天，人类已经掌握了能够快速检测微生物的技术和方法,甚至能追踪到病原体的蛋白质与核酸分子,然而,真正确认一种疾病病原,仍然要遵循一个基本的科学原则:每一个病例中都出现了相同的微生物,且这种微生物在健康者体内不存在;从宿主中能分离出这种微生物并在培养基中得到纯培养;这种微生物的纯培养接种于健康而敏感的宿主,同样的疾病会重复发生;从试验发病的宿主中能再度分离培养出这种微生物。

　　这个闭环的病原证明定律,被称为"科赫法则",是至今仍被用于判断疾病病原的"金标准"。尽管该法则在提出时,病毒还未被人类发现,且其中某些表述也并不尽完美,但所传递的科学理念为人们指明了正确的道路,那就是要找到最直接的病原和疾病的因果关系。

38

疾病患者是受害者还是传染者？

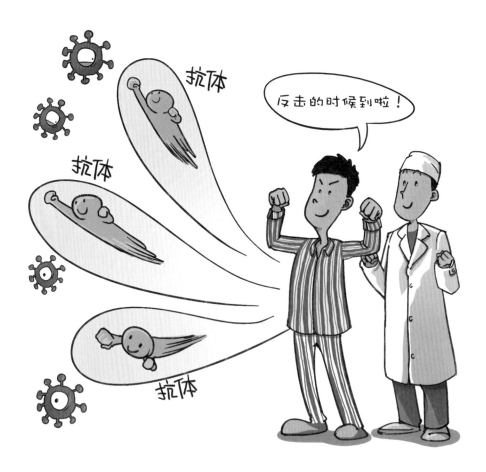

疾病患者究竟是受害者还是传染源？回答这个问题之前，我们先梳理一下思路，是不是所有的疾病都具有传染性？并不是。首先，疾病可划分为传染性疾病和非传染性疾病；其次，传染性疾病又可以划分为急性传染病和慢性传染病；再次，急性传染病还可以划分为烈性传染病和非烈性传染病。

对于非传染性疾病，患者肯定是受害者而非传染源，比如糖尿病、心血管疾病及先天疾病等。

如果是传染性疾病中的急性传染病，而且又是烈性传染病，患者很快就会被感染并且症状严重，如果得不到及时救治，很快就会死亡。一般情况下，疫情很快会引起重视，通常采取严格的隔离措施，疾病暴发周期较短或局部突发。

如果是急性传染病中的非烈性传染病，就意味着疾病的传播速度很快，不仅仅患者需要隔离治疗，健康人群也需遵守疾病防控要求，及时发现感染者并采取隔离措施。

慢性传染病既有感染性，也存在持续性感染，症状有潜伏期，因而更具隐蔽性。针对慢性传染病的防治，患者应及时筛查检测，对于可能携带的疾病传播风险，患者本人可能并不知情。对于这类传染性疾病，应当了解相关疾病基本知识和传播途径，在日常生活中，树立健康意识，遵守防疫行为准则，从自身做起，降低感染风险。

传染病患者肯定是疾病的受害者，同时作为被感染者携带细菌或病毒，客观上的确也是传染源。曾经，抗血清疗法将既往感染者的恢复期血清用以治疗感染者,现在,从患者血细胞中筛选出的抗体也能够被用于治疗感染者。在人类与传染病的较量中,患者不仅仅与病原开展激烈战斗,也将胜利的希望传递给健康的人们。

没有打败你的最终会使你更强大？

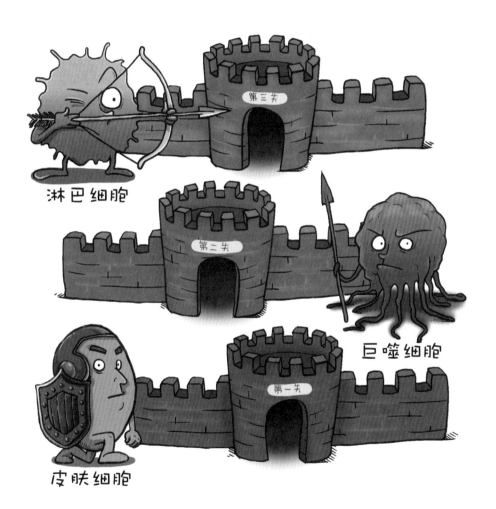

病原微生物无处不在,如果人类眼睛能直接看见细菌和病毒,就会发现我们整天都被这些家伙包围着,有密集恐惧症的朋友恐怕要寝食难安了。看不见不代表它们不存在,仔细一想,虽然我们时时刻刻与细菌、病毒密切接触,但是我们并没有时时刻刻生病,这可真是一件怪事。

原来,我们肉眼看不见的不仅有细菌和病毒,还有守护身体健康的细胞。这些细胞组成了抵御外敌的三座堡垒,微生物千军万马地杀过来,只要闯不过这三道关,即使身体被它们团团围住,我们也只管闲庭信步,看不见也不害怕了。

第一座堡垒由皮肤黏膜组成,细菌和病毒遇到这些障碍便被挡住了去路,但是,呼吸道、口腔等就成了防御薄弱环节,皮肤破损容易感染也正因为如此。不仅如此,这座堡垒中间还配备了酸和酶类,这些入侵的细菌和病毒,还得闯过这些屏障才能冲破前沿阵地。

第二座堡垒中的免疫细胞正在四处巡逻呢,这些免疫细胞包括巨噬细胞、自然杀伤细胞等,是尽职尽责的安全卫士,一旦发现有不明身份的入侵者,就立即前去维护治安。巨噬细胞冲出来将细菌或病毒直接吞掉消化,自然杀伤细胞分泌穿孔素向细菌扫射,并且释放细胞因子破坏细菌和病毒活性,能在这一关卡存活下来的"硬茬"将面对下一个挑战。

第三道堡垒主要由淋巴细胞组成,T淋巴细胞是一个狠角色,它们一旦发现细胞被病毒感染,便毫不留情对被感染细胞痛下杀手,切断细胞感染源。B淋巴细胞在接收到入侵者信息后,开始为细菌或病毒私人订制"追踪武器"——抗体。这些专门识别入侵者的抗体,随着血液循环追捕目标,当战斗结束,B淋巴细胞还能存储战斗记忆。所以,某些疾病一旦得过,人体可以获得长期或终身免疫力。

如果三关都被闯过了,就意味着疾病要来了,但也用不着害怕,一次战斗失败还可以重整旗鼓再来,细菌、病毒不也正是这样对付我们的吗?

怎么忍心又犯错,是我给的
抗体过了火?

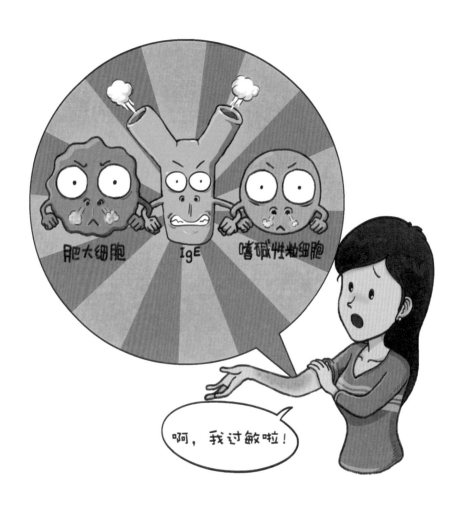

打了疫苗有没有效果？查抗体啊！有没有被病毒感染？查抗体啊！治愈了会不会再感染？查抗体啊！抗体到底是什么？从抗体指标能了解哪些信息？抗体是不是越多越好？下面就来具体看看吧。

抗体是一种免疫球蛋白，这个球型结构通常由抗体单体构成，多个抗体单体聚合形成球体。抗体单体呈一个"Y"字形，与抗原结合的部位就是这个"Y"的分叉部分，抗体根据结构和功能可分为5类：IgA，IgD，IgE，IgG和IgM。其中，IgG是血液中含量最高的抗体，也是抗机体感染的主要抗体类型，另一种IgE是血液中含量最低的抗体，其功能却不容小觑。

在接种疫苗以后，可以引起免疫反应，产生针对某种抗原的保护性抗体。是不是所有的免疫反应都有益于人体呢？科学研究发现，过度过激的免疫反应，反而会引起人体机能损伤，这就是过敏反应，也称为变态反应。过敏反应常见的症状包括荨麻疹、鼻炎、哮喘，严重时会导致休克甚至死亡。

发生过敏反应，与IgE抗体功能密切相关，过敏原也属于抗原的一种，是引起人体过敏的物质。当人接触过敏原之后，B淋巴细胞释放出IgE抗体，这些抗体与肥大细胞和嗜碱性粒细胞结合，使这些免疫细胞处于"激动"状态；一旦过敏原再次刺激机体，并与处于"激动"状态的免疫细胞结合，它们就开始发出组胺分子等"引暴"信号，引起毛细血管扩张、血管壁通透性增强等"剧烈"生理反应，表现出来就是过敏症状。

　　疾病预防和过敏反应都是机体对抗原的免疫反应，这也使得疾病疫苗的设计方案中，既要考虑能诱导产生足够水平的中和抗体，又不能反应过于强烈造成身体损伤。在花开的季节里，如果遇见戴口罩的人，不一定是流感将来临，很可能是易过敏者的自我防护。敏感的你，感受到了吗？

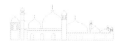

人类和病毒，是谁先来地球报到的？

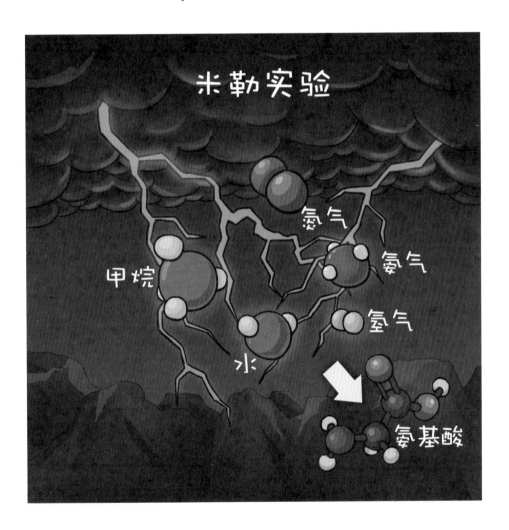

如果用科学的眼光看待先有鸡还是先有蛋这个问题,其实就和先有猴子还是先有人一样显而易见,至少可以确认的是,病毒肯定比人类出现得早。传说中,在女娲捏泥人吹仙气之前,大地还是一片混沌状态,只有海洋中漂浮着许多有机物,原始的生命就在那里诞生了。

细胞是所有生命最基本的单元,以目前人类的科技水平,还没能造出时光机器,无法穿梭回上古时代,取回海水样本检测分析。因此,基于生命演化规律和病毒基本特性,人们对病毒起源提出了3种科学假设:

逆向假说认为,病毒可能曾是一些在较大细胞内寄生的小细胞,随着时间的流逝,渐渐丢失了那些在寄生生活中非必需的基因,这种假说又被称为退化假说。

细胞起源假说认为,病毒可能是由从细胞的基因中"逃离"出来的DNA或RNA进化而来的生物体,这种假说又被称为漂荡假说。

协同进化假说认为,病毒可能是由蛋白质和核酸复合物进化而来的,和细胞同时出现于远古时期的地球,此后一直依赖细胞生命存活到现在,这种假说又被称为病毒先于细胞起源假说。

无论是哪一种假说,病毒的起源都与细胞密切关联。生命起源问题是人类探索生命的永恒主题,至今仍有各种争论观点,其中,一项基于实验室结果的推论或许能给这个问题指引线索,这就是"米勒实验"。有机物的合成被认为是形成生命的首要条件,这个实验要验证一个假设:在地球生命形成的初期环境条件下,简单的无机物分子能否转化为有机物。

在该实验中,将原始地球可能存在的甲烷、氨气(氮气)、氢气与水蒸气混合,通过人工装置放电释放能量,模拟原始地球的大气成分和电闪雷鸣,经过一周的实验过程,得到氨基酸等有机物。这个实验提供了生命起源的物质基础证据,并以此推论了生命可能的演化路径,如今,人类探索生命存在的足迹已经延伸到太空,地球之外是否也有如此电光火石的一幕正在发生呢?

42

锻炼身体为哪般，强健体魄谁争锋？

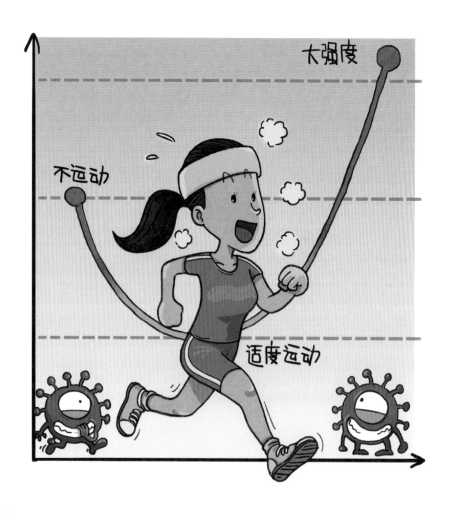

锻炼身体能够增强免疫力，几乎是人人皆知的道理，再加上"生命在于运动"这句至理名言，大家都深谙运动对于健康的重要性。健身房里拉伸摆动的重力铁器、激动人心的箭步冲刺、户外惊险刺激的极限运动，有些运动爱好者把成为运动健将作为目标，运动强度已经远超了强身健体的及格线。

职业运动员冲刺挑战"更高、更强、更快"的竞技比赛，需要专业训练方式和科学方法，这里简要介绍一下"J形曲线"和"开窗理论"这两个关于运动和免疫力关系的学说。

"J形曲线"研究了运动与人呼吸道感染的关系，发现不经常运动者呼吸道感染率比普通强度运动者要高，然而高强度运动者呼吸道感染率竟也比普通强度运动者要高。因此，运动强度与感染率之间的关系呈现出一条曲线，这个模型在一些田径和足球赛事中得到了证实。

"开窗理论"是指在剧烈的运动之后，人体存在一个免疫力低谷的"窗口期"，感染率升高容易生病。很多人应该都有过这样的体验，剧烈运动过后身体虚弱，如同一个封闭的房间忽然打开一扇窗，身体免疫力下降而病原乘机入侵。这个理论的研究对象也是运动员，并且不仅仅针对呼吸道感染，同样也适用于普通人群，可作为开展日常锻炼的基本原则。

适当运动可以调节人体免疫力，激活免疫细胞功能，调节身体健康状态机能。研究发现，人体良好的运动状态能够增加免疫细胞活性，如巨噬细胞、自然杀伤细胞和淋巴细胞，促使调节免疫功能的细胞因子释放,如白介素1、白介素2、白介素6等,使身体保持在一个良好稳定的免疫状态。比较运动前和运动后的血液指标,运动后血液中白细胞和免疫球蛋白数量也会相对上升,这些指标显示了人体抵抗疾病能力增强,抗细菌或病毒感染水平提高。

运动还能够调节神经递质,使人心情舒畅富有活力,开展科学合理的运动,是强健体魄、对抗疾病的正确选择。运动虽好,可不要过量哦!别忘了有条曲线上的"J"。

43

"口水战"，开玩笑吧？

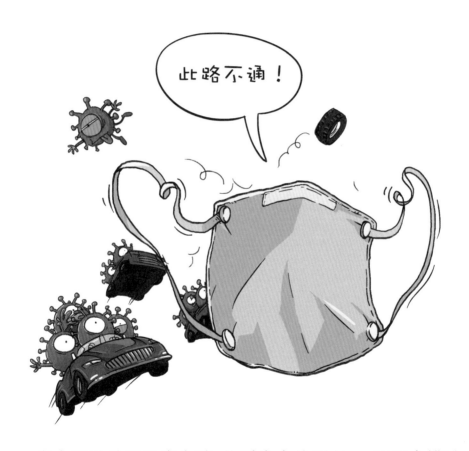

拳击运动曾经风靡全球，热爱拳击的朋友，一定不会错过拳台上的一招一式，想必也不会错过拳击手台上台下的"口水

战"。拳王阿里每逢与对手较量,总会把握各种机会激怒对手,促使对方在比赛时因情绪激动而犯规,最常用的方法就是"口水战",其精彩程度丝毫不逊色于场上的比赛。

在生活中也时常发生"口水战",双方吵得不可开交,你来我往互不相让,旁边围观之人莫敢靠近。殊不知,在"口水战"中,细菌和病毒正在设法乘乱而入。人际间流行的传染性疾病,有许多是经空气中飞沫或者气溶胶传播的,病原微生物经过呼吸道或透过破损的伤口感染人体。

个人卫生防护的一项重要手段就是佩戴口罩,我们知道细菌的直径在几微米,病毒更小只有几十纳米,要挡住这么小的颗粒物质非常困难。我们佩戴口罩所能有效拦截的颗粒大小也就是微米级,那么更小的细菌或病毒颗粒如何应对?是不是必须要开发出纳米级的口罩呢?其实并非如此。

举个例子,当人打一个喷嚏时,如果在慢镜头下,能够看到飞沫以超过每小时100千米的速度迅速四散而开。在近距离范围内,飞沫不到一秒钟的时间到达在周围3~5米区域,如果顺风飘散可至10米之远;如果在室内,只要一小会儿飞沫就能分散到整个房间。

病原体如细菌或病毒,无论是在体内还是在体外,都不是以一个个颗粒的形式独立存在的,而是在空气中聚集于飞沫或者气溶胶之中。一个成年人的喷嚏,可能会携带30万个微生物,如果这个人被细菌或病毒感染生病的话,这个数量可能还会更多。这些微生物颗粒在空气中聚集成几微米大小的飞沫气溶胶，一大波一大波地散播开来。所以，科学佩戴防护口罩能够有效阻挡这些聚集在一起奔腾而来的"超速飞车"。

所以，无论你是被人想念也好，被人念叨也罢，打喷嚏最好佩戴口罩；当有很多人都在打喷嚏，你更要戴上口罩，否者，想念你的就是那几十万辆"超速飞车"。

44

和病毒赛跑，我们准备好了吗？

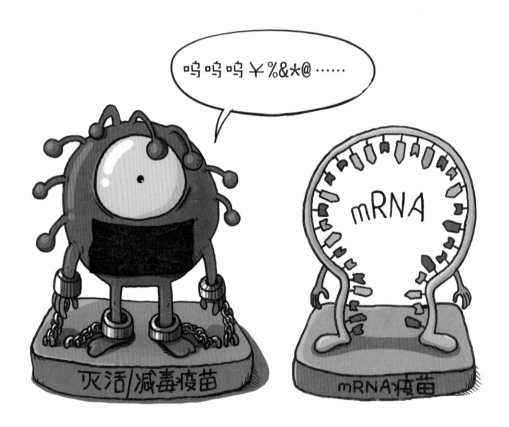

乌龟和兔子赛跑，兔子跑得很快，乌龟却赢了。病毒的变异速度很快，如果人类像病毒那样变异，可能早就变成外星人

了。在病毒与人类惊心动魄的较量中,科技赐予了我们力量,大家一起来欣赏赛道上酷炫的风景吧,感受人类所拥有惊心动魄的科技冲击。

单克隆抗体技术,是利用特殊的细胞生产出单一具有特殊功能的抗体技术。当病毒入侵人体时,B淋巴细胞会接收到病毒抗原信号,这些信号传递了病毒抗原不同结构的信息,所以产生的抗体结构也不尽相同,只有能够"中和"病毒活性的抗体才被称为中和抗体。如果能够筛选出由某个B淋巴细胞产生的一种强效抗体,通过基因工程方法将这一种抗体在特殊的B淋巴细胞中稳定、大量表达,就能够应用于针对这种病毒的抗体疗法,这就是单克隆抗体技术。

经典的病毒疫苗一般采用减毒或灭活疫苗,减毒疫苗需要获得减毒的病毒毒株,或用人工方法降低病毒毒力;灭活疫苗在对病毒毒株灭活的同时,要保持病毒抗原的抗原功能。无论是哪种疫苗,首先要培养活病毒作为疫苗种子,然后要对疫苗病毒毒株毒力和灭活效果进行评估,还要考虑疫苗对人体的安全性。预防已知疾病的疫苗对我们来说都是很好的选择。如果出现了未知病毒引起的疾病,一种新的疫苗技术就能够快速反应。

mRNA疫苗技术,是基于疫苗抗原蛋白基因的一种高效分子生物技术,在生命科学的发展历程中,DNA双螺旋结构的发现标志着人类进入了分子生物学的时代,在遗传信息传递的过程中有一个基本的"中心法则"：DNA 转录成 RNA，RNA 翻译成蛋白质。mRNA 疫苗就是基于这个"中心法则"设计，mRNA 就是负责翻译蛋白质的信使 RNA，直接将 mRNA 分子作为疫苗接种，在细胞中直接翻译成疫苗抗原蛋白质，间接激活人体对病毒的免疫力。

在这场较量中，人类还拥有许多新技术和产品，不过病毒也没有躺着原地睡觉，它们尽可能地把自己伪装起来，不让人类发现易受抗体攻击的靶点；或者想办法干扰疫苗和细胞防御，让人体免疫系统认不出它们，或者认得出它们却消灭不了它们。人类也没有停下来休息，看前面一阵风，病毒又弯道超车啦！

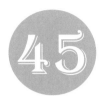

口罩,不止防偷拍这么简单?

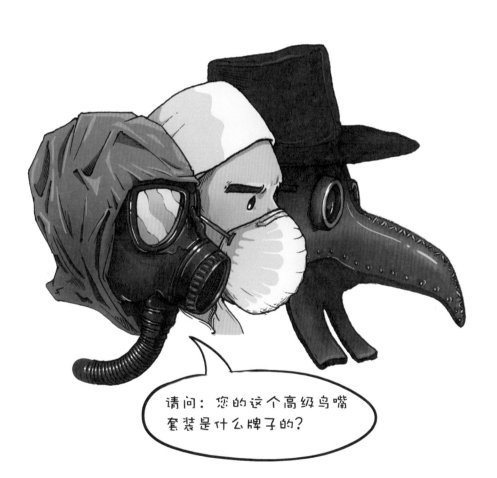

武侠小说里出场的脸上有刀疤的人物,要么是个无足轻重的配角,要么要不了几个回合就丧命于主角刀下了,大侠出场一定要有神秘感,如果不戴个面罩遮一下,是很容易和刀疤客混为一谈的。中世纪欧洲暴发"黑死病"期间,很多医生穿着黑袍提着熏灯,头上常常戴着一个长长的鸟嘴形状的面具,里面塞满棉布和香料制成的"过滤芯",这就是著名的"鸟嘴医生"的形象,鸟嘴形状的面具也算是口罩的前身之一吧。

在认识微生物及其致病性以后,为防止细菌感染,人们一直在制作和改良各种防护工具。19世纪末,口罩就是罩在口鼻上的几层纱布,使用者需要用手支撑住口罩,直到可以将口罩挂在耳朵上的灵感闪现,现在口罩的基本样式终于出现。

普通口罩的功能主要是防止工作或者生活环境中大颗粒粉尘和污染物的吸入,比较厚的口罩还可以在冬天用来保暖防寒。医用口罩就有讲究了,口罩罩面由三层面料组成,最外侧是特殊抑菌材料层,中间是隔离过滤层,最内侧一般是卫生纱布层,既能隔离大多数细菌或病毒颗粒,又使佩戴者呼吸顺畅,降低医疗中的感染风险。

在医用口罩中,有一些特殊的产品,比如大名鼎鼎的N-95型口罩。N-95型口罩是指在规定条件下,对直径为0.075微米±0.020微米的颗粒过滤效率不低于95%的防护口罩,这个直径范围已经可以防护绝大多数细菌和一般病毒颗粒,所以,通常推荐密切接触传染源的专业人员佩戴。一般情况下,人们佩戴普通医用口罩就能达到很好的防护效果。而 N-95 型口罩由于密合性很强,如果长时间佩戴或者使用不当,还会引起头晕和呼吸困难。

　　大家可能会提问了,N-95 型口罩毕竟只是不低于 95％ 过滤效率,即便是 N-99 型口罩也是不低于 99％ 的过滤效率,到底有没有 100％ 的过滤效率的防护工具呢? 有! 但不是口罩,一种是大家都听说过的防护工具叫防毒面具,一种是在生物安全最高等级的实验室里类似"太空服"的防护服,还有一种我想大家已经找到答案了。

46

安全套，健康教育该不该害羞？

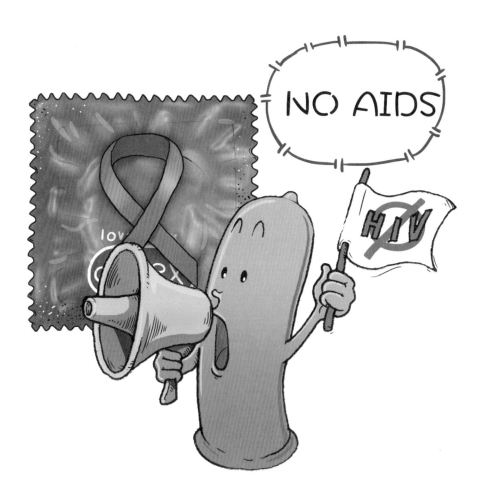

在泰国，有一个人号称"安全套大王"，他为艾滋病防治做出了杰出贡献，曾被任命为联合国艾滋病联合规划署亲善大使，并被美国《时代》周刊评为"亚洲英雄"，这个人就是米猜。他投身于泰国实施的艾滋病防治计划中，促使安全套的使用为民众所接受，大幅度降低了艾滋病感染率，并且成功遏制了艾滋病的暴发蔓延。

20世纪90年代初的泰国，治疗艾滋病的药物种类很少并且稀缺，疫苗开发更是屡屡受挫，防控艾滋病必须从公共卫生入手实施有效的预防措施，安全套正是这项行动措施中的关键。性传播途径是艾滋病传播的主要途径，要让国民自觉自律行动起来，仅仅是强制性规定或禁令，很难收获令人满意的效果。

健康教育和舆论宣传是非常重要的武器，泰国政府在全国近500家电台和十几个电视台开展国民教育，在固定时段播放宣传片和健康知识介绍，公众的安全意识和健康观念不断加强。全国各类机构和组织必须接受艾滋病防治培训，在学校课程中也须纳入相关内容。同时，引导全社会共同对抗艾滋病，反对歧视艾滋病患者和家庭。

通过"100％安全套计划"等一系列艾滋病防治教育宣传活动和公共卫生措施的有效实施，10年多时间里，每年泰国艾滋病毒新感染者人数从14万减少到2万。泰国艾滋病传播控制取得举世瞩目的成绩，也为全球提供了疾病防控的宝贵经验，在这场阻击艾滋病的战役中,探索出了一条开展性传播疾病控制和健康教育的独特道路。

"安全套大王"米猜不仅仅让民众严肃对待疾病防控,而且通过"安全套餐厅""安全套卡通"等形式让民众参与相关活动,营造人们心理上更易接受安全套的文化氛围,让健康理念和安全意识融入人们日常生活,养成良好的卫生习惯。

安全套,其实还挺害羞的,健康教育,却不应该害羞。

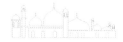

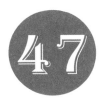

埃博拉病毒离我们有多远?

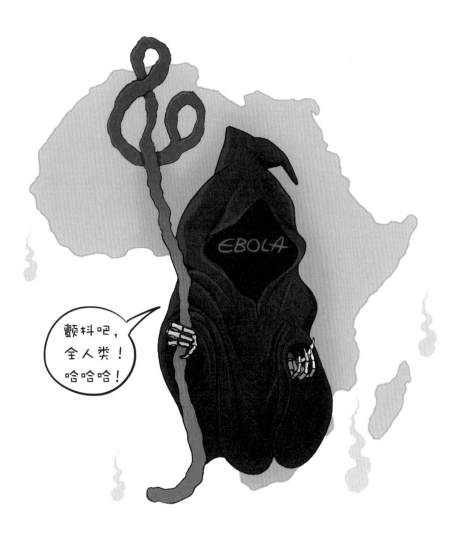

一部纪实小说《高危地带》和一部惊悚电影《极度恐慌》,让很多人在20世纪90年代就知道了埃博拉病毒。近年来,埃博拉病在非洲部分地区频发,牵动着全世界人民的心弦。2019年,刚果民主共和国暴发埃博拉疫情,世界卫生组织第五次宣布进入全球卫生紧急状态,这也是2014年至2016年西非埃博拉疫情暴发以来死亡人数第二多的埃博拉疫情。

电子显微镜下的这次疫情的埃博拉病毒形态也与众不同,呈现出像一条毒蛇的丝状,属于丝状病毒科。埃博拉出血热是由埃博拉病毒引起的烈性传染病,感染者经过不到一周的潜伏期,病情便开始迅速发展,导致患者发生出血症状,死亡率非常高。埃博拉病毒的4种类型中扎伊尔型的死亡率高达90%。

埃博拉病毒主要通过与患者或感染动物的血液、体液及分泌物等接触而传染。在疫情暴发的地区中,触摸病死患者的遗体不仅增加了病毒感染风险,而且会导致群体感染事件概率升高。捕食野生动物也是一个潜在的危险因素,猎杀动物过程中,身上的伤口或者黏膜接触到动物血液,会给病毒跨种传播创造合适条件。

在疫情暴发期间,一些国家派出了医疗救援组织前往疫区,帮助当地医疗卫生组织开展患者救治和疾病防控工作。在此期间,发生了医护工作者被感染的案例,这给全世界各国都敲响了警钟。埃博拉病毒是全人类的共同威胁。

目前,虽然已经研制出了药物和埃博拉疫苗,但更严峻的问题是埃博拉病毒暴发疫区的公共卫生基础条件薄弱,缺乏专业防控措施和医护救治人员,相对落后的社会经济发展水平难以有效应对疾病蔓延。这些问题的存在的确引人深思,传染病防控是公民健康的基本保障之一,实现这些保障应当如何去做,真是一项艰巨而宏伟的事业。

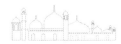

蚊子不是个小角色,害怕不害怕?

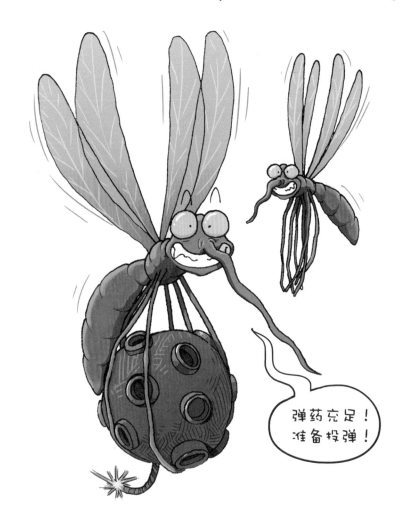

弹药充足!
准备投弹!

中国科学家屠呦呦成功发现了青蒿素，在 2015 年被授予诺贝尔生理学或医学奖。青蒿素对抗疟疾具有特效，拯救了全球无数疟疾患者的生命。疟疾是一种由蚊虫叮咬引起的疾病，罪魁祸首是一种寄生虫——疟原虫。在热带地区，该如何预防疟疾的发生呢？一个非常实用的生活用品就是蚊帐。千万不可小看了蚊子，很多具有危害性的传染病的背后，都能听到不怀好意的嗡嗡声。

黄热病是热带地区常发疾病，黄热病毒是第一个被发现的人类病毒，也是第一个被证实由蚊子传播的病毒。在 18 世纪末，有记载在西非的岛屿上曾经发生过黄热病。疫情紧随着殖民者的舰船相继在美洲地区暴发。黄热病在加勒比地区海岛上登陆，瘟疫流行让殖民者死伤惨重，疫情继续北上抵达了美国费城。黄热病导致了当时作为美国首都的费城疾病大流行，5000 多人死于这场疫情，时任总统华盛顿也不得不离开费城躲避。这个人口重镇也因此受到影响，多年以后，华盛顿特区成为美国新首都。

寨卡病毒在 20 世纪中期就已经被发现，发现之初主要在赤道周围的非洲、美洲、亚洲和太平洋地区有感染病例，由于致病性较弱而并未引起人们重视。直到 2015 年，巴西暴发了寨卡病毒疫情，并在疫情期间出现了新生儿小头症患者，这个情况成为全球关注热点问题。经研究发现，寨卡病毒正是引起新生儿小头症的幕后黑手。寨卡病毒通过蚊虫叮咬传播，如果孕妇感染病毒,病毒会穿过胎盘导致胎儿感染,出现新生儿小头症甚至死亡。

黄热病毒、寨卡病毒、登革病毒等许多病毒都可以通过蚊子传播,但是,并非所有的蚊子都携带"病毒炸弹"。尤其是蚊子当中的一种伊蚊属,是蚊类中最大的科属,有近千种分布在全世界,中国比较有代表性的两种是埃及伊蚊和白纹伊蚊。伊蚊容易滋生在潮湿的环境中,但是比普通蚊子更难对付,就飞行能力来说,普通蚊子飞几十米或者几百米距离就不错了,伊蚊简直就像轰炸机巡航一般,能够飞达5公里开外。

埃及伊蚊和白纹伊蚊都有相似的特征,就是身上有花纹或者斑点相间,如果遇到这种类似有"纹身"的战斗机,可一定要注意做好防蚊措施,一滴血也不要浪费。

植物打败了僵尸, 却悻悻不乐?

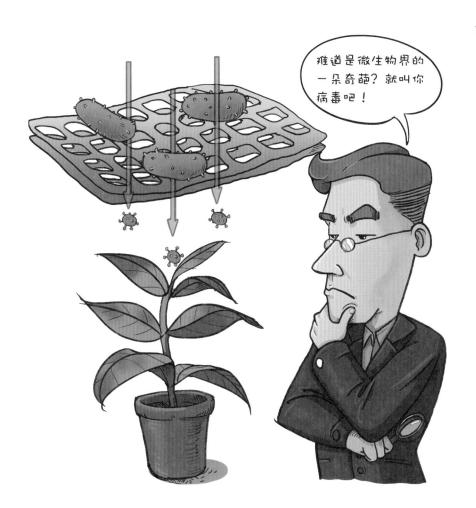

在游戏《植物大战僵尸》中，一大波头上顶着铁水桶，或者胸口挂着标志牌，跳着太空舞步从地下爬出来的僵尸从后院闯进了屋子。植物们已经严阵以待，豌豆子弹一串串射出，包菜卷从天上投下来，玉米发射导弹大轰炸，把这群僵尸打得七零八落，守护住了家园防线，这些植物可真是太萌了！

植物为人们提供了丰富的营养和新鲜的氧气，但它们也有自己的苦恼，我们懂不懂呢？大航海时代到来，欧洲人发现美洲当地的印第安人燃烧一种植物叶子，用鼻子吸取冒出的青烟。于是将这种植物的种子带回欧洲广泛栽培，这种植物就是烟草。随着烟草种植业不断扩大，一种植物传染性疾病在烟草种植区流行，严重影响植株生长和烟草产量，被称为烟草花叶病。

当时细菌致病学说已为人所知，大家就推测可能是细菌感染所致，科学家开始从患病的烟草叶中寻找答案。首先搜集患病烟草叶，然后碾碎叶片绞成汁，除去杂质以后，再通过细菌过滤器过滤。奇怪的事情发生了，过滤器上并没有留下细菌的踪迹。许多人都做了这个实验，认真地验证细菌过滤器以及实验操作过程，但就是无法过滤得到细菌，这个事实让人们对烟草花叶病的病原充满了困惑和不解。

直到一名荷兰科学家贝耶林克重复了这个实验，面对同样的结果，他提出了一个大胆的假设，导致烟草花叶病的病原是可以透过细菌过滤器的微生物，这种微生物比细菌更小，所以细菌过滤器无法留下它们的身影。他将这种微生物命名为"流动具有感染性的物质",即我们今天所说的病毒。这种导致烟草花叶病的病原被命名为烟草花叶病毒,是人类历史上发现的第一个病毒。

从19世纪末贝耶林克提出病毒概念,到20世纪30年代烟草花叶病毒终于被电子显微镜捕捉到,那是一堆杆状的结晶体颗粒。所有的困惑和不解随之消除,人类开启了揭开病毒神秘面纱的新时代。

植物大战僵尸拯救家园,人类大战病毒拯救植物。

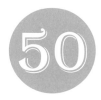

病毒感染能制造出恐龙
或者怪兽吗?

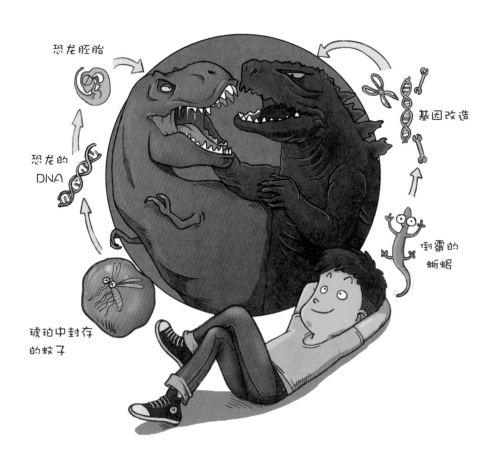

恐龙胚胎

基因改造

恐龙的
DNA

倒霉的
蜥蜴

琥珀中封存
的蚊子

在科幻电影的世界里，被琥珀困住的大蚊子，由于饱吸了一顿恐龙血，被基因公司用来复活了恐龙岛；太空站里实验室样品遗失，落入大气层泄露出基因编辑样本，被感染的动物变成了恐怖巨兽。这些惊险的剧情中，常常把病毒作为基因工具，创造或改造了基因，引来跨越时空的生物大冲撞。

病毒自身含有核酸遗传物质，能够作为携带基因的载体，而且具有宿主感染性，能将所携带基因信息植入细胞，使其成为基因工具的先决条件和优势。下面，让我们从恐龙复活和变异怪兽可行性，来还原这两个奇思妙想的情节吧。

恐龙属于爬行动物，细胞遗传物质是DNA，而DNA半衰期是500年，也就是说，每过500年DNA衰变得只剩一半，距今已有6000多万年的恐龙时代，这点宝贵的血脉或早已荡然无存。有人会说，或许有一丁点DNA残留也未可知。即便如此，DNA的衰变也并不是只减少数量，分子结构也会衰变和分解，恐怕那点DNA残留早已支离破碎，空余叹息了。再来探讨一下恐龙细胞复原的可能性，环境变化已沧海桑田，复原当时的恐龙细胞简直就是一个超级拼图工程，任何细节的错误都会导致失败。即使人类掌握了人工合成细胞技术，但是合成没有图纸的恐龙细胞成功的概率也是微乎其微的。最后一个环节倒是略有可能，那就是假设已成功合成了恐龙细胞，如何孵育出一只恐龙，鳄鱼和鸟类算是恐龙近亲，也许能够作为恐龙蛋的母体，不过，鳄鱼和鸟类的体型怕是无论如何也生不出霸王龙的吧!

　　CRISPR基因编辑技术,本来是古细菌中自身防御的一种破坏性基因武器,用来把对自己不利的细菌、病毒基因剪掉。这个技能被发现可以用来改造基因,对目标基因进行快速删除和插入,进而实现生物功能的改造和调控。被基因编辑样本感染的动物,突然变成高大强壮的巨型怪兽,不仅身体防御能力加强,而且性格更加暴力狂躁。首先来看,身体至少变大几十倍,忽然增长起来的体型,必须要有充足食物摄入,这是质量守恒定律。即使满足了这一条,骨骼、肌肉和器官的发育要同时进行,对于已经成年的动物,原本已经停止增长的器官和组织细胞,需要同步逆转并且疯狂生长,DNA程序也必须重新设定,这个精准无缺的基因编辑功能,不仅有"纠错"功能还得有"重编"功能,难度甚至超过合成一个全新生命。至于防御能力增强和性格变得暴躁嘛,我们不妨从另一个角度来理解,换作任何一个动物经历如此身体的巨变,曾历的疼痛和此刻的愤怒就可想而知了。

　　不过,倘若真的能看到这些庞然巨物在现实世界里横冲直撞,你置身于其中时,是否会感叹道:这些家伙的个头是不是还可以再大一点呢?

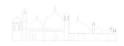

51

蜘蛛侠抱得美人归，背后是病毒起功效？

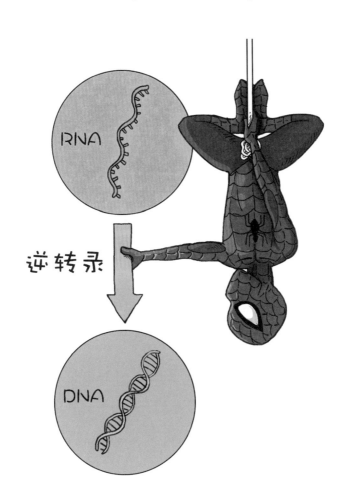

一个性格内向的高中生,胆怯暗恋同班女同学,参观博物馆又被蜘蛛咬,竟意外获得超能力变身"蜘蛛侠",不仅惩恶扬善成为英雄,而且甜蜜爱情修成正果。这简直就是为所有年轻人量身定制的成人童话,这个版本如果换成武侠版,无非就是把博物馆换成一个山洞,把蜘蛛换成大雕,蜘蛛超能力换成黯然销魂掌。

唯一不太好替换的就是蜘蛛体内的病毒,正是这个罕见的变异病毒,改造了蜘蛛侠的基因,使其获得了非凡的攀爬跳跃能力和强健敏捷的体魄。病毒如何改造人类的基因呢?这里面还确实涉及一种特殊的病毒——逆转录病毒。这是一种RNA病毒,在病毒颗粒中有特殊的酶——逆转录酶和整合酶。

当病毒进入宿主开始复制时,逆转录酶将病毒RNA逆转录为DNA,一般的病毒进入宿主后,搞完破坏又重装出发,逆转录病毒DNA来了就赖着不走了。这些病毒DNA在整合酶的伙同下,整合插入宿主基因组里,随着基因组的复制而复制,自己与宿主和"密码本"合二为一。从此,病毒就和宿主一起实现基因功能,这或许就是蜘蛛侠的遗传物质来源。

有了这个大胆的假设,再来一一分析神奇的蜘蛛超能力。近距离观察蜘蛛会发现,它们脑袋上有着瞪得大大的、乌溜溜的黑眼珠,有的蜘蛛有8只眼睛,可这些眼睛的视力不好,只能感应光线明暗和环境变化。蜘蛛侠本来眼睛就"近视",如果再加上蜘蛛本身的视力所限,怕是要去做眼角膜手术才能重见天日。蜘蛛具有极强的攀爬能力，是因为它们的长脚上面有毛刺倒悬，使得它们甚至能够垂直攀爬而不从墙壁掉下来，这个特点倒是有可能转移到人体皮肤细胞，不过就是有一些副作用。如果全身皮肤细胞都如此，一旦躺下睡觉再想起床恐怕就很困难了。最后，就是蜘蛛侠手指发射蛛网的超炫技能，蜘蛛是从口中分泌蛛丝织成网，人的手指中如何才突然弹射出来蛛网呢？这个问题我们从另一个角度来设想，或许是蜘蛛侠的动作太快，莫非蛛网实际上是从嘴里吐出来的只是他使了一个障眼法呢？

貌似蜘蛛体内的病毒，也可以有一个武侠版本，岂不就是电影《东成西就》中国师和王后被迫吞下的花枝节蜈蚣和无敌大闸蟹吗？

人类基因组被病毒克隆？

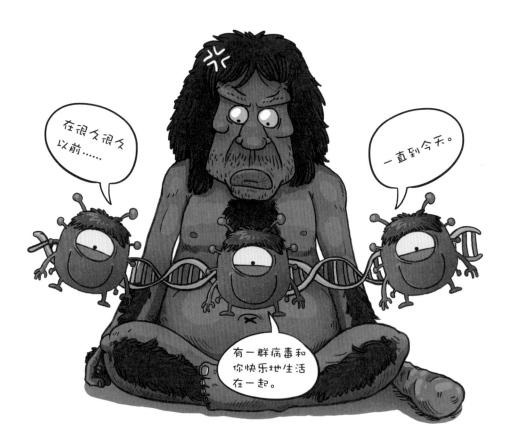

人类基因组是一个庞大的遗传信息数据库，在23对染色体上共分布着31.6亿个碱基对，最初估计人类可能有10万个基因，人类基因组计划完成以后，将这个数目降至了2万多。这是因为基因的定义是编码蛋白质或RNA等具有特定功能产物的遗传信息的核酸序列，在如此庞大的信息库中，这部分核酸序列只占全部碱基对长度的1.5%。更让人不敢相信的是，人类基因组中病毒的碱基对长度，竟然占人类基因组长度的8%，真让人怀疑人类是不是早就被病毒"黑客"侵入过了。

这些病毒如同人类体内的DNA"化石"，在远古时期就已经在人类基因组中存在，被称为人类内源性逆转录病毒。基于这个具有特征性的病毒名分类，应该能推测到，它们的来源是病毒RNA逆转录和整合进人类基因组的DNA。艾滋病从大猩猩跨种传播到人类以及人类器官移植中对其他物种来源器官的排异导致病毒感染风险，都与这些看似沉默的古老病毒密码密切关联。

合胞素，是人胚胎外层被称为合胞体滋养层所分泌的一种蛋白质，编码这种蛋白的基因却是人类内源性逆转录病毒。这种具有膜融合性质的蛋白质的重要功能，是使胎盘从母体获取滋养，保证了哺乳动物胎盘功能的实现。有研究表明，合胞素基因被删除的小鼠，在受孕十多天后胚胎就会死亡，原因就在于胎盘正常滋养功能的丧失。

随着更多研究工作开展，人类内源性逆转录病毒被发现对人体先天性免疫功能、胚胎干细胞多能性、机体组织再生能力也有影响。在人类与病毒纠缠不清的亲密接触中，人类基因组可能被病毒渗透超过 30 次。这些发现给我们提供了重要线索，这些 DNA"化石"中留下了人类进化过程中曾经被岁月擦拭的痕迹，或许在此处揭示出生命的珍贵。

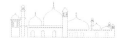